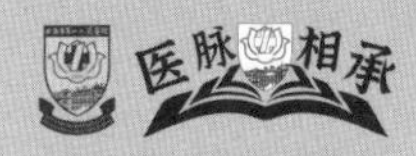

上海市第一人民医院
“医脉相承”系列丛书

人体『镜头』使用说明书

郑颖 邹海东 著

眼睛-照相机
晶状体-镜头
白内障-？

上海科学技术出版社

图书在版编目（CIP）数据

人体“镜头”使用说明书 / 郑颖，邹海东著. -- 上海 : 上海科学技术出版社，2024.1
（上海市第一人民医院“医脉相承”系列丛书）
ISBN 978-7-5478-6406-7

Ⅰ. ①人… Ⅱ. ①郑… ②邹… Ⅲ. ①白内障一防治
Ⅳ. ①R776.1

中国国家版本馆CIP数据核字(2023)第209421号

人体“镜头”使用说明书
郑 颖 邹海东 著

上海世纪出版（集团）有限公司
上 海 科 学 技 术 出 版 社 出版、发行
（上海市闵行区号景路159弄A座9F-10F）
邮政编码 201101 www.sstp.cn
上海光扬印务有限公司印刷
开本 787×1092 1/16 印张 7.5
字数 97 千字
2024年1月第1版 2024年1月第1次印刷
ISBN 978-7-5478-6406-7/R·2882
定价：48.00元

丛书编委会

作者简介

郑颖 上海交通大学医学院附属第一人民医院副主任医师、眼科学博士，德国汉堡大学艾本德（Eppendorf）临床医学中心访问学者。现任上海市女医师协会科普专业委员会委员。长期从事白内障及糖尿病眼病的基础和临床研究，以及常见眼病的科普工作。对各类型白内障，尤其糖尿病性白内障的诊疗具有丰富的临床经验。擅长各类白内障超乳手术、散光矫正型人工晶体及多焦点人工晶体植入手术、飞秒激光辅助白内障手术等。撰写多项常见眼病相关的科普作品，定期进行各类线上科普宣传、线下科普讲座、义诊等。

邹海东 教授，主任医师，博士研究生导师。国家百千万人才工程人才、上海市领军人才、上海市优秀学科带头人等。国家科技部重点研发计划首席专家，国务院特殊津贴获得者。现任上海交通大学医学院附属第一人民医院副院长，上海市眼病防治中心 / 上海市眼科医院院长。上海市眼科疾病精准诊疗工程技术研究中心主任，上海市公共卫生眼科大数据及人工智能重点学科负责人。国际防盲协会 A 级理事，中华医学会眼科学分会青年委员会副主任委员、防盲学组副组长，全国防盲技术指导组副组长，中华预防医学会公共卫生眼科学分会副主任委员。上海市医学会眼科专科分会副主任委员、视光学专科分会候任主任委员，上海市预防医学会公卫眼科学专业委员会主任委员，上海市中医药学会眼科分会副主任委员。上海市防盲治盲办公室主任。

擅长各类疑难眼病的诊断和治疗，已完成近 4 万台以白内障手术为主的眼科手术。

总 序

1947 年，时任上海市第一人民医院（时称“公济医院”）院长的朱仰高有感于当时郊县居民缺医少药、求医无门之苦，将一辆 5 吨重的道奇卡车改装成了诊治功能一应俱全的“流动医院”。数年间，这所卡车上的“流动医院”每周日均开赴上海郊县乃至周边省市，布药施治、救死扶伤，开辟了我国送医下乡的先河。

时过境迁，如今我国医疗卫生事业已有了翻天覆地的变化。党的二十大报告指出，我国建成了世界上规模最大的医疗卫生体系。即便是乡野农村，非“流动医院”难以就医的窘境也已一去不复返。

在过去的几年里，我曾经多次带队前往井冈山、西柏坡、酒泉等相对边远的地区，为当地百姓开展义诊。据我所见，当地医疗卫生机构的硬件条件与“北上广”等医疗高地的差距已然不大。然而，我依然见到了不少因就医过晚而错失最佳治疗时机的患者，令人深感痛心。

痛定思痛，我想桎梏当地居民求医的主要因素之一，恐怕还是囿于健康观念和医学知识的匮乏。而这一难题，是十辆二十辆“流动医院”卡车都难以遽然解决的。

何以破此题？一词概之曰：科普。

上海市第一人民医院有着科普的“基因”。任廷桂、乐文照等医院老一辈专家均重视健康知识之宣教普及。时至如今，年轻一代的“市一人”也继承了先辈对科普的高度热情和专业精神，积极投身参加各类科普活动，获奖累累，普惠群众。

医学科普能够打破地域和资源的局限，将医药知识和健康理念传递到千家万户，帮助民众早发现、早治疗疾病，尽可能减少患病带来的不良后果。同时增强民众对疾病的了解，有意识地进行自我健康管理。这正是医学科普工作的应有之义。

除了个体价值外，医学科普的价值在公共卫生视野中有着更深刻的体现。《“健康中国2030”规划纲要》提出，要“建立健全健康促进与教育体系，提高健康教育服务能力，从小抓起，普及健康科学知识。”这将医学科普提升到了国家战略的高度。在面对公共卫生事件时，高度的公众健康素养能够成为保障民众健康的坚实防线。而优秀的医学科普作品也能引导、激励更多人投身于医疗卫生事业。

正是出于以上原因，我自2020年起即组织上海市第一人民医院各科室专家，编撰“医脉相承”系列丛书。丛书的编纂秉持“以人民健康为中心”的理念，融合科学性、通俗性、教育性，内容涉及预防、疾病诊断、治疗、康复、健康管理等方面，囊括新生儿喂养、青少年斜弱视，成年人常见的甲状腺病、心脏病、脊柱疾病，以及高龄人群好发的骨质疏松、眼底病、白内障、肿瘤等疾病话题，是一套覆盖全生命周期的科普丛书。在编纂本丛书的过程中，我们得到了上海市卫健委、上海申康医院发展中心、上海市健康促进中心的大力支持和悉心指导，在此特向他们表示衷心的感谢。

我希望，“医脉相承”系列丛书能够以其通俗易懂的语言向公众传达最基础、最关键的医学知识，让他们“听得懂、学得会、用得上”，从而引导公众建立科学、文明、健康的生活方式，推进“以治病为中心”向“以人民健康为中心”的转变，让每位读者都有能力承担起自身健康的第一责任！

郑兴东

上海市第一人民医院院长

推荐序一

科普是社会进步的动力，也是科技工作者的职责。习近平总书记指出：“科普有助于提高公众的科学素质，使公众通过了解基本的科学知识，具有运用科学态度和方法判断及处理各种事务的能力，从而具备求真唯实的科学世界观。”科普也是医务人员的职责，通过疾病科普，可以提升医患关系、优化医患沟通，促进医患共同努力维护健康。

白内障是引起视力下降的最常见眼病，严重者可能导致失明。因此，公众对其关注度很高。虽然通过书刊、网络和媒体等多种渠道有所了解，但多数仍是“知其然，不知其所以然”。做好白内障的科普，有助于加强公众对防治白内障的认知。感谢我们的青年眼科医生在繁忙的临床工作之余撰写了这本关于白内障的科普图书，让读者对眼睛的基本构造与功能、白内障成因及其防治有了更深入的了解。

做好疾病的科普不是一件容易的事情，将白内障比作照相机的镜头“花”了，这是一个很好的尝试。由于公众的教育背景、文化程度、理解能力参差不齐，科普工作者需要基于专业知识，利用浅显易懂的语言架起桥梁，甚至改变一些根深蒂固的认知误区。本书用生动形象的语言，介绍了白内障的病因、症状、治疗和自我保健预防等，还介绍了白内障治疗的一些新策略和新技术，让公众增加一些白内障基础知识及对于其诊治流程的了解，以便及时的寻求救治。因此，这本书更像一位“医生朋友”，给予患者和家属一些真诚建议和暖心提醒。

在此特撰文推荐，衷心希望每一位白内障患者和家属都能从这本书中得到一些帮助和启发，希望每一位读者都能更加关注眼健康、更有意识地去选择一些健康的生活方式来爱护我们的“镜头”。

中山大学中山眼科中心教授

推荐序二

白内障，这个看似平凡的眼部疾病，却隐藏着神秘和挑战。它是一种视力逐渐模糊的状态，往往伴随着年龄的增长而出现，甚至可能成为视力丧失的主要原因。然而，对于许多人来说，白内障仍然是一项陌生的医学话题。在这个信息爆炸的时代，医学科普的重要性变得愈发突出。

医学科普是连接医学与大众之间的桥梁。它不仅帮助大众理解复杂的医学概念，还鼓励我们参与自己的健康管理。白内障的科普知识不仅仅关乎个体，它也关乎社会的整体健康。随着人口老龄化趋势的加剧，白内障的发病率也在上升，这使得了解和防治白内障至关重要。

本书的目的之一就是为大众提供一份关于白内障的科普指南，有助于理解这一常见但容易被忽视的视力问题。我们将深入探讨白内障的根本原因、分析可能的症状、解释最新的治疗方法，以及认识预防的重要性。通过医学科普，我们可以使医疗知识更具有可及性，帮助大家作出明智的决策，确保自己的视力健康。

这本书不仅仅是一本关于白内障的科普书，它也是一次深入探讨人眼奥秘的旅程。书里详细阐释了人类眼睛的结构，解释光如何通过角膜、晶状体和视网膜，最终转化为我们日常生活中的图像。这种理解将有助于更好地明白白内障是如何影响视觉的。

最重要的是，本书还分享了一些真实的小故事，这些故事讲述了白内障患者和家属的勇气以及医疗专业人员的关怀。这些故事将给人启发，让大家明白即使面临视力问题，也有无限的希望和机会。

无论是医学专业人士、患者、家属还是对眼科医学感兴趣的读者，本书提供的信息和见解都值得一读。我们希望这本书可以成为探索白内障世界的指南，为视力健康和生活品质带来积极的改变。

感谢您选择阅读这本关于白内障的书。让我们一起走进这个视觉奇妙世界，共同探索白内障的真相和希望。祝愿您拥有明亮的眼睛和美好的未来！

上海交通大学医学院
附属第一人民医院教授
许迅

前　言

什么是白内障？这个问题问一百个人，可能有一百个不同的答案。有的人觉得眼球发“白”了，就是白内障；有的人觉得自己眼睛看不见了，肯定是得了白内障。这些五花八门的答案，出处各不相同，它们可能是大家在平时生活中和家人朋友闲谈中所获悉的，也可能是自己在网上纷杂的海量信息中搜索找到的，亦可能是在看某部电视剧时获得的“灵感”。

这些让人哭笑不得的答案都是我们白内障医生在日常门诊过程中遇到的真实经历。我们在临床工作中花了很大的力气向患者及家属解释什么是白内障、怎么会得白内障、白内障该怎么治疗、为什么白内障摘除后还要植入人工晶体等。但是，我们的患者听了以后还是懵懵懂懂、一知半解。

为此，我们专门撰写了一本关于白内障和晶状体的医学科普书，我们将这本书取名为《人体“镜头”使用说明书》，书中把我们人类的眼睛比作是一架精密的“单反相机”，晶状体（长白内障的地方）就是这架“单反相机”的昂贵“镜头”，而白内障就是指“单反相机”的“镜头”糊了、花了。书里还用了许多生动有趣的比喻，比如老年性白内障就是“单反相机”年久失修、机器老化，糖尿病导致的白内障就像是“照相机镜头”长期泡在糖水里变性了等。希望通过这些趣味性的比喻，让大家对眼球的基本医学知识以及白内障疾病本身有了更为深入的了解。

每个人的眼睛都是需要呵护的，因此这本科普书不单单是献给白内障患者的，也是献给白内障患者家属及每个人的。都说医生难做，其实病人也难做，病人的家属更是难上加难。一方面要担心家人的疾病能否得到一个很好的救治，另一方面面对如此晦涩难懂的医学知识、繁杂的就医信息，更是感到焦虑、彷徨、无助。因此，大家也可以把这本科普书当作身边的一位“医生朋友”，希望大家能够从这位知心“朋友”这里得到一些关于就医流程、患者心理支持、围手术期的家属陪护准备等方面的有用信息。

最后，衷心希望每一位白内障患者都能顺利康复、重见光明！

郑　颖

目 录

Chapter One 第一章

与生俱来的高级“单反”

眼睛，精密且奇妙的人体器官。
它和其他生物的是一样吗？
我的“单反”什么样？

第一节　我的眼睛可以拍照

古人认为：天之精华本于日月，人之精华藏于眼目。七尺之躯不如一尺之面，一尺之面不如一寸之眼。眼睛是“心灵之窗”，人的七情六欲都藏于心而露于目。《黄帝内经》有云：五脏六腑之精气，皆上注于目而为之精。简单来讲就是我们的双眼能反映出人体各个脏腑的精气盛衰，五脏六腑的元精濡养了双眼，使其可以视天地万物。

世界很大，我想去看看

“世界很大，我想去看看。”相信很多人都有过这样的感叹。在现在的日常生活中，我们对“看”的需求很大，比如看电脑、看电视、看手机、做家务、开车等，都需要我们的双眼发挥它们至关重要的作用。

因此，眼睛让我们看到了这个绚丽缤纷的世界，不同风景尽收眼底，人间所有的真、善、美和假、恶、丑暴露于我们面前。眼睛是大自然赋予人类最美好、最有意义的礼物，让我们用双眼来明辨是非、读懂人心。

眼睛是一种可以感知光线变化的器官，它们能够接受外部的光线刺激，从而将光学冲动传导到大脑的视觉中枢，引起视觉感受，我们就是这样通过眼睛获得外部世界的信息。

在正常情况下，从外界获得的信息中，90%是由眼睛来完成的。眼睛不仅具有视觉功能，还具有传递和感知功能，眼睛对人体的重要性不言而喻。如果出现了视力下降，会对正常的生活、学习或者工作造成极大的影响。不同生物的眼睛，由于结构不同，作用也不尽相同。最简单的眼球结构可以感知身边环境的明暗变化，而复杂一点的眼球结构，则可以提供视觉功能。

自然界生物的眼睛都长一样吗

通常，生物界中有两类眼睛，一类是复眼，另一类是相机眼。

许多昆虫（如果蝇、蝗虫、蜻蜓、蜜蜂等）和节肢类动物（如螃蟹、皮皮虾、某些水陆两栖类生物等）具有复眼。复眼由许多个小眼组成，小眼并不是一个完整的单眼，而是一个结构比单眼简单的器官。它是一个细小的独立感光组织，能够分辨明暗以及颜色，能看清几乎 360 度范围内的物体。每个小眼传送独立的信号给昆虫或者节肢动物的大脑，使它们能迅速识别图像。小眼的数目、大小、形状在不同昆虫或者节肢动物中差异很大。例如蝴蝶、蛾类的复眼是由 28 000 个独立成像的小眼组成的，而苍蝇的复眼仅有 4 000 多个小眼。

小眼的体积大小，不但在不同种类的昆虫中是不同的，而且在同一个复眼中不同部位也可以是不同的，比如雄性牛虻，复眼背面的小眼体积较大；有些毛蚊前后部的小眼体积大小也不同，可划分为两个区域。这些结构的变化都与不同生物的生活习性息息相关。

而人类的眼睛，则是典型的相机眼。人眼经过长期的生物学进化，成为了一种对光非常敏感，并且具有多种用途的器官。它通过一个单镜将外部的图像聚焦到眼底对光十分敏感的视网膜上，然后将图像信号通过神经冲动传入大脑，从而产生视觉。人类的眼睛不仅能够看清物体，同时还能分辨物体的形状、大小、颜色、明暗、动静、远近距离等。如果在眼球固定不动的情况下，一个人类眼睛能看到的范围大概是120度，双眼一起能看到的范围则大概是180度；在眼球转动的情况下，一个人类眼睛能看到的范围大概是 156 度，双眼一起能看到的范围大概是 188 度，这个范围可是一个超广角照相机的参数，相当于一个 1 毫米的镜头。

由于人类是双眼灵长类动物，所以在双眼视觉范围交叉的部分拥有很大区域的立体视觉。3D 电影的本质上是靠两个摄像机模拟人类双眼的位置关系进行拍摄，再利用偏振片眼镜将两个摄像机的拍摄内容分别给左右两个眼睛看到，所以我们可以观看 3D 电影。大范围的立体视觉是人类双眼独有的特点，自然界中其他动物的立体视觉范围都没有人眼那么大，这也是人类能够进化到现在的重要原因之一。人眼能够看到周围场景，并且根据不同场景做出动态调整，而再精良的照相机捕捉的也仅仅是单一的静止图像，这一特点解释了人类的眼睛相对于照相机的许多优势。例如，当我们在看不同亮度或者不同距离的物体时，我们的双眼可以进行一定程度的视觉补偿；当我们环顾四周时，我们的双眼可以获得更广阔的视野范围；并且，最重要的是我们真正看到的，是我们的大脑根据眼睛提供的信息输入重建后的内容，而不是我们眼睛接收到的实际光线。

许多新产品的研发设计都参考眼球的结构

学者们对自然界各类生物的眼睛进行了长期细致的观察和研究，当他们设计照相机等人造光学系统时，就可以参考不同生物的眼睛来进行设计，由此研发出高性能的人造光学系统。比如，大家可能听过的“视网膜屏”这个概念，它是苹果（Apple）公司 2010 年在 iPhone4 上市时候创造的一个营销话术，具体是指分辨率能够达到人眼识别极限的高分辨率屏幕，将 960×640 的像素压缩到 3.5 英寸（1 英寸 = 2.54 厘米）的显示屏内，可以达到 326 像素密度（ppi）。

第二节　我的“单反”什么样

人类的眼球就像一架微型照相机，而且是世界上最精细、最奇妙的照相机。说它精细，是因为人类眼球的直径最长不过 5 厘米、容量不到 30 毫升，但它却集中了大量的精细组织结构成像。说它奇妙，是因为依靠着这些小小的不起眼的组织结构，我们就能感知这个五彩缤纷的美丽世界了。

人眼的结构长什么样

普通照相机有镜头、光圈、底片，人眼其实也有类似的结构。

位于眼球正中的是角膜，也就是我们平时说的“黑眼珠”，正常的角膜是透明无色的，因为角膜后面的虹膜上布满了黑色素，所以在这些黑色素的映衬下角膜看上去就变成了黑色。

我们常说的“白眼珠”又是什么呢？它就是巩膜。巩膜占据眼球表面大部分面积，质地坚韧，具有保护眼球内部组织的作用，相当于照相机的外壳。角膜后面圆环状的深棕色组织是虹膜，当中的圆形空洞就是瞳孔，瞳孔是光线进入眼球内部的“门户”。虹膜相当于眼睛这架照相机的光圈，它可以通过调节瞳孔的大小来改变射到眼睛里的光线量，防止眼内因进入的光线过强从而受到伤害。当外界环境明亮、光线强的时候，瞳孔就缩小，减少射入眼睛的光线量；当外界环境昏暗、光线弱的时候，瞳孔就扩大，增加射入眼睛的光线量。虹膜后面的透明、呈双凸面的组织是晶状体，它相当于眼睛这架照相机里的内置镜头。

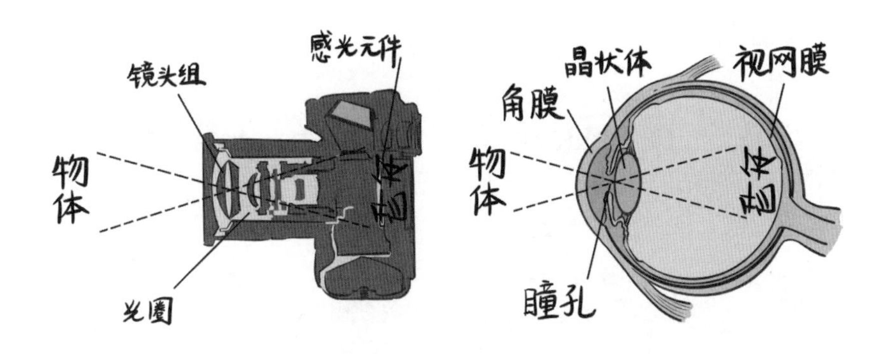

照相机可以通过调节聚焦镜头拍摄近景和远景，那么人类的眼睛是怎么样实现看近和看远的呢？其实，是依靠晶状体和它周围组织的调节了。如果晶状体这个“镜头”变模糊了，光线射入时就会受到阻挡，没法射入眼球内部了，那么我们看东西就会觉得不清晰，视力就会下降。

“照相机”的感光膜是怎么样的

眼底是由脉络膜、视网膜、玻璃体等组织组成的。眼底的脉络膜就相当于眼睛这架照相机的“暗箱”，脉络膜上长了许许多多的黑色色素，这些色素具有遮光的作用，保证眼球内部是黑暗的环境。眼底视网膜则相当于照相机的感光胶片，视网膜上布满密密麻麻的感光细胞，这些小小的细胞还分为视锥细胞和视杆细胞，它们分别掌管色觉和明暗视觉。视网膜接受光照刺激，转化成生物电信号，通过视觉神经纤维传至大脑的视觉中枢从而成像。

位于视网膜和晶状体之间的胶冻样物质是玻璃体，像独特的“缓冲垫”，具有支撑其前部晶状体和后部视网膜等周围组织的作用。物体反射的光线通过眼球的一系列屈光介质（角膜、晶状体、玻璃体），聚焦于视网膜上，清晰成像，这样人眼就能像照相机那样“拍照”了。事实上，我们的眼球作为一个经过了长期生物进化的感觉器官，其精密程度可以超越任何一架优质的照相机。

第三节　照片好不好，镜头很重要

大家可以想象一下，如果一架照相机的内置镜头有问题了，透明镜头变毛躁了、模糊了，这架照相机就没办法拍出清晰漂亮的照片了。同样的道理，如果眼睛里的晶状体出现了问题，我们也没有办法看清外界事物了。

晶状体长什么样

晶状体是一个前后两面凸起的凸透镜形状，它位于虹膜之后、玻璃体之前。正常时，它是透明状的、富有弹性的。它的屈光力（即对光线屈折的能力）大约为 19 个屈光度，也就是 19D（屈光度是屈光力的大小单位，以 D 表示，即指平行光线经过该屈光物质，以焦点在 1 米时该屈光物质的屈光力为 1 屈光度或 1D）。晶状体中 2/3 是水、1/3 是结构蛋白质，还含有氨基酸、类脂质、微量元素等非蛋白质的成分。

当外界的平行光线通过瞳孔射入晶状体，在晶状体处发生折射，聚焦到眼底的视网膜上，然后视网膜上的生物电信号通过视觉神经纤维一直传到大脑的视觉中枢，这样我们就能看到外界物体的影像了。如果透明的晶状体由于各种各样的原因变得浑浊了，那么外界的光线遇到浑浊的晶状体就会受阻，发生散射，光线无法通过晶状体到达视网膜，那样我们就看不清外界的物体了。

晶状体的作用不单单是拍出清晰的照片

我们都知道，照相机的作用不仅仅限于拍出清晰的照片。一架精良的照相机要既能拍出远处山水的壮丽，又能拍好近处花草的娇羞，需要照相机具有良好的清晰成像和调节焦距的强大功能。使用照相机时主要是通过拉伸镜头的位置来拍摄不同距离的物体，本质上是改变物像焦距。

同样的道理，我们的眼睛既能看清远处的山水，又能看清近处的花草，也是依赖于晶状体和它周围组织的调节功能。但其实人眼的物像焦距是固定的，因此我们在看近看远时，不是依靠改变焦距，而是依靠晶状体屈光力的改变。

我们人眼的调节功能主要是由晶状体和它周围的睫状体来完成的。以小朋友的晶状体为例，它可以在 0 到 12D 之间快速自由转换。当我们看近处的花花草草时，环形的睫状肌会收缩，促使与其连接的晶状体悬韧带变得松弛，晶状体依靠自身的弹性变凸，前后凸度增大，这时眼球的屈光力就增大了，那么近处花草影像就能聚焦到眼底的视网膜中心。当我们要看清远处的山山水水时，环形的睫状肌松弛，而与其连接的晶状体悬韧带会变得紧张，使晶状体囊袋保持张力，晶状体弹性回缩，变成扁平状，眼球的屈光力减弱，远处山水的影像就能聚焦到眼底的视网膜中心上。因此，当我们看远处时，眼睛处于放松的状态。这就是为什么眼科医生常常会规劝用眼过度的患者有时间要多眺望远处，让眼睛多休息休息。我们的眼睛就是通过晶状体、晶状体悬韧带以及睫状肌这一系列组织的张弛变化来实现晶状体的调节功能的，让我们能实现看远看近。

人眼晶状体的调节功能速度非常快，可以在不到 0.5 秒内迅速完成，而且对焦的准确度非常高，基本不存在明显的“跑焦”的现象。然而，晶状体的这种调节能力在我们年轻时是很强的，看远看近连一眨眼的工夫都不需要就能很顺利地完成。

但是随着时间的推移，晶状体会变得越来越硬、越来越缺乏弹性，它调节焦距的能力也就逐渐减弱，当减弱到一定程度的时候，我们看近处的物体，如当我们长时间看手机、书报时，要看清上面的字就会变得吃力，有时会需要将手机、书报拿得远一些或者需要戴着老花镜才会看得清，这就是俗称的“老花眼”。“老花眼”是我们每一个人的必经之路，一般到四十多岁就会慢慢出现这种看近吃力的“老花”情况。

晶状体除了有聚焦以及调节的功能之外，还能帮助我们的眼球过滤一部分外界的紫外线。外界的平行光线射入眼内，在晶状体处会发生折射，聚焦到眼底的视网膜上从而成像。在这个过程中，晶状体能吸收、过滤掉光线中的一部分紫外线，从而起到保护视网膜的作用。

我们人眼所接触到的紫外线大多来自自然界的太阳光。随着年龄的增长，由于长期接受外界紫外线的伤害，晶状体会逐渐变得浑浊，晶状体内部的晶状体核也会变得越来越硬，那么它吸收、过滤外界紫外线的能力也就越来越强。浑浊的晶状体会进一步阻碍光线射入眼内，人们看东西也就越来越模糊。

综上所述，晶状体具有聚焦、调节以及过滤紫外线等功能，保护好晶状体对我们看清外界事物非常重要。

第四节　镜头＝晶状体＝白内障吗

我们已经知道了，眼睛这架“照相机”里的“镜头”就是晶状体。那么，晶状体和白内障又有什么样的关系呢？

晶状体由哪些成分组成

晶状体主要成分由晶状体最外层包裹的囊膜、内部的晶状体上皮以及蛋白含量丰富的晶状体纤维组成。当我们年轻的时候，我们眼睛内的晶状体是透明的。晶状体是一个两面凸起的凸透镜形状，它本身组织内部没有血管的生长，不会遮挡外界射入的光线。晶状体内部的纤维排列非常整齐有序，就像树木的年轮一样一圈圈地生长，当外界物体的平行光线射到晶状体上时，很少发生折射和反射。

晶状体内部有很多钠、钾、钙等微小的离子，还有大量的水分子，这些离子和水分子长期保持稳定，酸碱平衡。晶状体外层囊膜上的细胞排列得非常整齐，细胞与细胞之间连接紧密，这样紧密的连接让许多大分子的物质，如一些有毒、有害的物质，很难穿过囊膜进到晶状体内部，引起晶状体内部正常性状的改变。晶状体蛋白也排列有序，其中有一种蛋白叫作α-晶状体蛋白，它可以使某些由于受到外界因素而变性的蛋白质重新复性，恢复原来的透明性。以上这些晶状体特有的性质特征，保证了晶状体的透明状态。

晶状体和白内障是怎么样的关系

透明的晶状体位于人类眼球内部液体环境中，无论什么原因导致的眼内环境改变，引起晶状体发生浑浊，晶状体透明性下降或者颜色改变所导致的光学质量下降，这种退行性改变就是白内障。

白内障的主要结构有位于最外层的晶状体囊膜、中间的晶状体皮质以及最核心的晶状体核。导致白内障形成的原因有很多，包括先天性或者后天性因素，如家族遗传、生长发育的异常、年岁渐长身体衰老、人体代谢异常、手术、肿瘤、炎症、辐射、药物、中毒、外伤、化学损伤、营养障碍以及某些眼部或者全身性疾病等，都可以直接或者间接地破坏晶状体的组织结构，干扰晶状体的正常代谢，导致晶状体浑浊，形成白内障。

当然，并不是晶状体的任何浑浊都会严重影响视力，世界卫生组织（WHO）从群体防盲治盲的角度出发，将晶状体浑浊并且矫正视力低于0.5的称为具有临床意义的白内障。因此，有些患者可能在每年例行体检的时候，眼科医生都会说“你有白内障了”，但是患者却感到很吃惊，他们觉得自己的视力很好，一点都不影响日常生活。通过仔细检查会发现，这部分人可能仅仅只是晶状体出现非常轻度的或者某一部位局限性的浑浊，这样的浑浊可能并不影响他们看东西，他们的视力可能还有0.6、0.8，甚至1.0，这从世界卫生组织的定义而言，还够不上“有临床意义的白内障”的标准。

致盲性眼病“罪魁祸首”——白内障

白内障是日常生活中很常见的眼部疾病。过去我国的致盲眼病主要为沙眼这类感染性眼病，但随着卫生条件改善和抗生素药物的使用，我国致盲性眼病的病种发生了明显的变化。根据2022年1月11日国家卫生健康委员会发布的《“十四五”全国眼健康规划（2021—2025年）》规划，白内障已经取代了沙眼等感染性眼病成为我国致盲性眼病的首位，目前我国的白内障患者高达1.3亿，我国50岁以上人群的白内障患病率为37.3%，60～89岁的发病率为80%，90岁以上的发病率则高达90%以上。

目前，白内障仍旧是全球范围内致盲第一位的眼病，在全球4 000万～4 500万名盲人中，由于白内障导致的盲人约占46%。而随着全球人口老龄化的发展趋势，白内障的发病率以及患病率也在不断攀升。我国目前就有670多万名需要手术治疗的白内障患者，每年新增的白内障致盲人群约为130万。

哪类人更容易得白内障

由于我国南方更接近赤道地区，光照时长以及强度都要比北方强，紫外线量更大，因此，我国南方人比北方人更容易得白内障。同样的道理，由于高原地区海拔较高，受到的紫外线照射比平原地区更强，因此，高原地区人群比平原地区人群更容易得白内障。据统计，我国西藏地区的白内障发病率是全国最高的。农村人群由于长期在田间劳作，接受光照紫外线辐射也更多，比城市人群更容易得白内障。

一些特殊职业的人群长期接触强光和紫外线，也更加容易罹患白内障，例如野外工作人员（地质勘探人员、经常需要下地干活的农民等）、飞行员、宇航员、导游、长期在高海拔地区工作的人员、炼钢厂的工人、烧炉工、吹玻璃的工人、电焊工，以及长期接触某些化学制剂的工作人员等。因此，从事这些特殊工种的人群最好每年都进行眼科检查，观察白内障的发展情况。

根据目前的科学研究，尚未发现白内障的发生和性别、人种有明显的相关性。

Chapter Two 第 二 章

这也会让镜头糊掉吗

再高级的相机也会拍不清，人眼也不例外。
白内障是怎么形成的？
哪些原因会导致白内障？

第一节　年久失修，机器老化

一架照相机使用时间长了，镜头容易被磨花，无法拍出清晰的照片。同样的道理，我们打一出生就开始用双眼看世界，随着年岁的增长，人眼这架照相机用久了，晶状体这个镜头也会出现老化现象。

年纪大了是导致白内障的重要原因之一

衰老是导致白内障的重要原因之一，以前我们常称其为“老年性白内障”，但这个医学术语目前已经逐渐被“年龄相关性白内障”取代了。部分患者在四五十岁就已经出现了白内障，因此，用“年龄相关性白内障”来表述晶状体的这种改变更为确切。

年龄相关性白内障是临床上最常见的白内障类型，在 50 岁以上的中老年人中会比较常见。随着年龄的逐步增加，年龄相关性白内障的发病率也逐步升高。在 80 岁以上的老年人中，白内障的患病率几乎为 100%。

另一方面，随着年龄的增长，晶状体调节看近的能力也在逐步减弱。在 10 多岁的时候，晶状体的调节幅度为 13 ~ 14D，到 40 多岁的时候，人眼在不断地老化，晶状体调节幅度下降到 5D，到了 60 多岁时这个调节幅度下降到几乎为零。

一般从 40 岁开始，我们看近处物体，如手机、报纸、书本，就会变得越来越吃力，有时会需要拿得远一些或者需要戴上老花镜才能看得清。这一现象主要是由于随着年龄的增长，晶状体整个外层囊袋弹性下降、晶状体内部核硬度增加、连接晶状体和周围组织的悬韧带张力减弱等因素。

还有哪些因素会促使晶状体老化

年龄相关性白内障是晶状体老化后的退行性改变，其实不是由衰老这单一因素造成的，而是多种人体内部和外界环境因素长期作用的综合结果，其中有个人本身的健康原因，同时也有外界环境变化的影响。

随着年龄的增长，晶状体的内部组织也逐渐走向衰老，晶状体的蛋白质逐渐老化；同时，年龄越长，人体得病的概率也就越大，像糖尿病、高血压这些慢性疾病也会对白内障的发生、发展起到一定的促进作用。阳光中的紫外线长期照射到晶状体上，也会引起晶状体内部组织的结构改变，加重晶状体的浑浊程度。另外，也有临床研究表明，过度酗酒、吸烟、妇女生育过多、过量的紫外线照射、糖尿病、高血压、家族病史以及营养状况等，都是年龄相关性白内障的危险因素。

非常遗憾的是，至今为止年龄相关性白内障的具体的病理、生理、发病机制尚不完全清楚，这都有待于科学家们进一步研究。

从微观了解白内障的形成过程

当我们年轻的时候，正常的晶状体是透明的，像一个凸透镜一样。晶状体的最外层有晶状体囊膜保护，囊膜仅仅允许一些小分子量的物质通过。囊膜内层有晶状体的上皮细胞，当中由排列整齐的晶状体纤维等组成，并且晶状体在眼内是处于“水中”的，这个水就是房水。房水包围着整个晶状体，并且给其提供营养，这样才能保证晶状体的透明。

随着岁月的流逝、年龄的增长，眼内晶状体的代谢发生了明显的变化，晶状体最外层的囊膜完整性受到了损伤，囊膜通透性发生了改变。原来仅仅允许一些小分子物质通过的，这时可能有些大分子物质或者一些对晶状体有毒、有害的物质通过受损的囊膜进入晶状体。晶状体周围的房水代谢发生了异常变化，导致晶状体内部细胞代谢也发生了代谢紊乱。晶状体内部的部分细胞发生了凋亡，细胞的抗氧化屏障被破坏了，自由基对晶状体产生了一系列的氧化损伤。晶状体蛋白质发生了变性，外界的水分渗入晶状体内部的纤维之间，晶状体内部出现了水隙和空泡。在这个过程中，晶状体就慢慢地从透明状态变为浑浊状态，这就是年龄相关性白内障发生的基础。

晶状体中绝大部分的蛋白质是水溶性蛋白质，水溶性蛋白质可以转化为不溶性蛋白质，年龄越大，这种转化就越多，产生的不溶性蛋白质也就越多。维生素 C 的缺乏、晶状体酸碱 pH 数值的改变以及一些有害物质逐渐渗入晶状体内也可能引起晶状体蛋白质的变性，发生晶状体的浑浊。这些影响因素都是一个长期慢性积累作用的过程，因此，年纪越大，白内障的发病率也就越高。

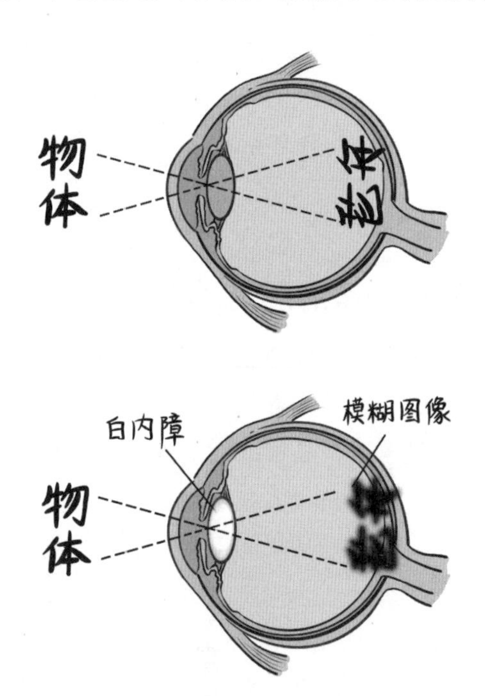

长得像橄榄一样的年龄相关性白内障

根据晶状体浑浊的部位的不同，我们可以将年龄相关性白内障分为三种类型：皮质性、核性和后囊下性。如果将白内障比作一个橄榄，那么晶状体的最外层一层透明并且富有弹性的囊膜就是橄榄的皮；中央部分是晶状体的核，相当于橄榄的核，随着年龄的增长，核会逐步增大、变硬、透明度下降；在晶状体的囊膜和核之间的组织就是晶状体的皮质，这个相当于橄榄的肉。皮质性白内障就相当于橄榄的肉发生了浑浊，核性白内障就是橄榄的核发生了浑浊，后囊下性白内障就相当于橄榄后部靠近橄榄皮的地方的橄榄肉发生了浑浊。

每个人的晶状体发生浑浊的时间、位置、范围、浑浊的严重程度以及浑浊进展的速度都是不一样的。同样的两位60多岁的患者，可能有的人晶状体仅仅是轻度的皮质浑浊，但有些人可能晶状体已经完全呈全白色了，从远处看可以看到患者的瞳孔区闪着“幽幽的白光”，像极了一只瞳孔异色的波斯猫。另外，同一位患者的两只眼睛晶状体的浑浊程度以及白内障的发病时间都有可能会不一样。因此，还是要经过专业的眼科医生仔细检查才能对白内障有一个初步的判断。

第二节　我的镜头是“甜”的

有一些仅40多岁的白内障患者，他们的白内障进展速度会非常快，有时候仅过了几周时间就从原来轻度的白内障发展成全白了。这些患者自己也非常疑惑，经常会问我们：“医生，白内障不都是年纪大的人得的吗？为什么我那么年轻也有白内障了呢？”经过医生详细询问病史发现，这些患者大多有糖尿病的病史，并且很多都是家族遗传的。

国内外的临床研究也发现，白内障除了和年龄有关之外，还和某些全身性疾病（如糖尿病）有着密切的关系。一些年轻的白内障患者经常对自身血糖的控制和监测并不在意，想到测血糖就去测一个，想不到就几个月不测一次血糖，即使测出来血糖飙升也没有很在意，觉得自己还年轻，只要控制饮食，血糖就会降下去了。殊不知，高血糖对于白内障以及眼底视网膜、黄斑的影响都是巨大的，并且长时间的高血糖还可能会引发全身的肾脏、心脏疾病。

“糖尿病”——熟悉又陌生的名字

糖尿病就像一种“慢性癌症”，是由遗传、饮食、环境、药物等多种因素所导致的，体内胰岛素分泌不足，从而引起的血糖代谢紊乱，常分为 1 型糖尿病和 2 型糖尿病。2021 年国际糖尿病联合会（IDF）的统计数据显示：世界范围内成年糖尿病患者人数已高达 5.37 亿，占全球总人口数 10.5%，也就是说全球有 1/10 的人是有糖尿病的；我国 2011—2021 的十年间，国人糖尿病患者人数从 9 000 万增长到了 1.4 亿，增幅达 56%，占全国人口数的 1/10，这与世界范围内的发病率持平，根据这样的发展势头，预估到 2045 年，中国的糖尿病患者人数将增长到 1.74 亿。

长期慢性高血糖会导致患者出现多饮、多食、多尿、口干、体重减轻、视物模糊等临床表现。糖尿病不仅容易引起许多全身性并发症，如糖尿病心血管疾病、糖尿病足、糖尿病肾病等，还可能会导致眼部的并发症，如糖尿病白内障、糖尿病视网膜病变等，这些并发症都将严重影响患者的视力。

“甜蜜的镜头”

糖尿病白内障是糖尿病常见的眼部并发症，会严重影响患者的视力及生活质量。它属于代谢性白内障的一种，常常双眼发病。糖尿病患者由于体内血糖长期升高，进入晶状体的葡萄糖就增多了，晶状体内的己糖激酶被饱和或醛糖还原酶活化，将葡萄糖转化为 D-

山梨醇在晶状体内蓄积，细胞内渗透压升高，晶状体纤维吸收水分肿胀、变性，从而形成晶状体浑浊。原先透明的“相机镜头”就因为“糖多了”就变成了模糊的“镜头”。因此，糖尿病患者发生白内障的时间一般都更早，而且白内障进展的速度也更快，更容易成熟，有时晶状体甚至会在 1 ~ 2 个月就全部变浑浊了。

一般，糖尿病白内障分为两种类型：真性糖尿病白内障和合并老年性皮质性白内障。

真性糖尿病白内障较多见于 1 型糖尿病患者，有时甚至发生于 30 岁以下的患者。很多是双眼发病的，并且白内障的发展十分迅速，可以在短时间内（可能是几周，甚至是几天之内）发展为完全性白内障。开始时，在前囊、后囊下的皮质区出现无数分散的、灰色或者蓝色雪花样或者是点状的浑浊。常伴有屈光状态的改变，血糖升高时，血液中无机盐含量下降，房水渗入晶状体使之变凸，出现近视；血糖降低时，晶状体内水分渗出，晶状体变扁平而出现远视。

合并老年性皮质性白内障也比较多见。临床表现和老年性皮质性白内障相似，只是发病年龄更加提前、进展更快，而且糖尿病病程长者发病率更高。患者常常会出现双眼视力下降、视物模糊，甚至视物不清。

怎么知道是不是得了糖尿病白内障

糖尿病白内障的主要症状是视力减退和视物模糊，并出现逐渐加重的视力下降问题。看书、看手机或者看电视时眼睛容易疲劳。随着白内障逐渐加重，会出现复视、怕光、看物体颜色变暗或呈黄色等情况。如果出现这种情况后没有得到很好的治疗，任其发展，那么最后会导致视力逐步降低，甚至失明。

得了糖尿病白内障该怎么办

糖尿病白内障患者的首要目标是控制血糖。轻度糖尿病患者可以通过饮食控制、适当运动治疗等方法来调节血糖。一般建议糖尿病患者每天自行定时、定点监测血糖。如果血糖控制不佳，则建议患者前往内分泌科就诊，必要时可以在内分泌科医生的专业帮助下口服一些药物来控制血糖，或者使用胰岛素注射治疗来稳定血糖。

白内障严重影响视力和生活质量的患者，在控制血糖的前提下，可进行白内障超声乳化吸除手术，联合人工晶体植入手术。目前，糖尿病已不再是白内障摘除联合人工晶体植入手术的禁忌证了，特别是轻度的糖尿病视网膜病变，这类患者对于手术的耐受程度以及术后的视力恢复情况和非糖尿病患者是相似的。需要强调的是糖尿病患者在进行白内障手术前要进行全面的眼科及全身检查，排除糖尿病视网膜病变、新生血管性青光眼、糖尿病肾病等并发症，因为部分糖尿病患者在白内障术后视力恢复不理想的主要原因是患者可能同时存在糖尿病视网膜病变、糖尿病性黄斑水肿、虹膜新生血管等糖尿病眼部并发症。围手术期控制血糖稳定，可以减少出血、感染、伤口愈合延迟等手术并发症。

第三节　一副啤酒瓶底厚的眼镜

除了全身性疾病之外，某些眼部疾病也容易引起白内障的发生和发展，如高度近视，也就是我们常说的，高度近视的人常常戴着一副像啤酒瓶底一样厚的眼镜。这类由于眼部疾病引起的白内障，称为并发性白内障。

戴眼镜就是近视吗

中国近视患者人数全球最多。近视已经被列为世界三大疾病之一，据统计我国近视患者人数竟已近4亿，其中青少年约为2.7亿。我国人口近视发生率为33%，是世界平均水平（22%）的1.5倍，发病率仅次于日本，占世界第二位，每年新增近视患者约为6%。

近视是指在调节放松的状态下，平行光线经眼球屈光介质聚焦在眼底视网膜之前的状态。近视的发生可能受遗传、外界环境等多种因素的综合影响，目前近视的确切发病机制还在研究探索之中。我们一般将300度以下的近视称为轻度近视；300～600度的近视称为中度近视；600度以上的近视称为高度近视。

为什么高度近视患者更加容易得白内障

高度近视患者与正常人相比，患白内障的时间可能更早，发生的概率更高，和同龄人相较也可能更严重，一些高度近视患者可能40多岁就患上了白内障。主要的原因是，高度近视患者的眼轴会增长，即眼球的前后径会拉长，就像吹气球一样，越吹越长、越吹越大，这会导致眼球壁和血管层变薄，眼球内部的营养、代谢发生变化。晶状体长期处在这样一种异常的内部微环境里，就会因为营养和代谢发生障碍，从而导致晶状体蛋白质变性，继而更早地发生晶状体浑浊和白内障。

高度近视合并的白内障多表现为核性白内障，晶状体的核位于晶状体中心，疾病初期晶状体核为黄色，随着病情的进展，晶状体核的硬度逐渐增加，颜色也逐渐变深，呈黄褐色、棕色、棕黑色甚至为黑色。疾病早期，由于晶状体核屈光力的增强，患者可能会感觉近视度数有所加深，视力缓慢下降；随着病情的进展，后期晶状体核浑浊严重，视力极度减退。

高度近视患者得了白内障该怎么治疗

当这类白内障发展到影响视力和生活质量的时候，可以进行白内障超声乳化吸除手术，并且联合人工晶体植入手术。手术前要进行全面的眼科检查，排除白内障之外，由高度近视引起的其他眼底疾病，如视网膜裂孔、视网膜脱离、黄斑病变等。

还有哪些眼部疾病会导致白内障

除了高度近视，还有一些眼部疾病也会不同程度地引起白内障的发生发展，如眼内炎症（虹膜睫状体炎、脉络膜炎）、眼内出血、视网膜色素变性、青光眼、视网膜脱离、角膜溃疡、陈旧性眼外伤以及眼内肿瘤等，它们都会不同程度地影响晶状体的营养和代谢，导致晶状体的浑浊，可以在原发眼病的不同阶段出现白内障。

第四节　啊呀！我的眼睛被戳到了

“啊呀！医生，我的眼睛刚才被戳到了，现在看不清了！”有一天，一位60多岁的大爷刚进诊室就急得直嚷嚷，只见他用手捂着受伤的眼睛，满头大汗、气喘吁吁。医生详细询问了病史后，得知这位大爷之前在家帮忙带小孙子，在和小孙子嬉戏打闹时，小孙子不小心一拳头杵到了大爷的眼睛上。小孙子年龄不大，力气倒不小，这一杵让大爷的眼睛都睁不开了。

待医生进行仔细的眼科检查后，发现这位大爷的眼睛角膜损伤了，这让大爷难受得睁不开眼。但真正让大爷看不清的原因是受伤眼睛的晶状体囊膜出现了破裂，少量晶状体皮质已经溢出，晶状体浑浊严重。大爷原先就有点早期白内障，这次受伤让大爷白内障的程度快速加重、影响视力。在做了全面的眼科及全身检查排除手术禁忌证之后，医生尽快给大爷安排了受伤眼的白内障手术，术后大爷视力恢复到0.8，大爷和他家属都非常高兴，对医生也非常感谢。

不同的受伤方式，会导致不同的白内障

外伤也是引起白内障的原因之一，包括机械性损伤（比如拳击伤之类的钝挫伤、锐器割伤的穿孔伤之类）、化学伤、电击伤和辐射等，这些因素会直接或间接地作用于晶状体，引起的白内障统称为外伤性白内障。

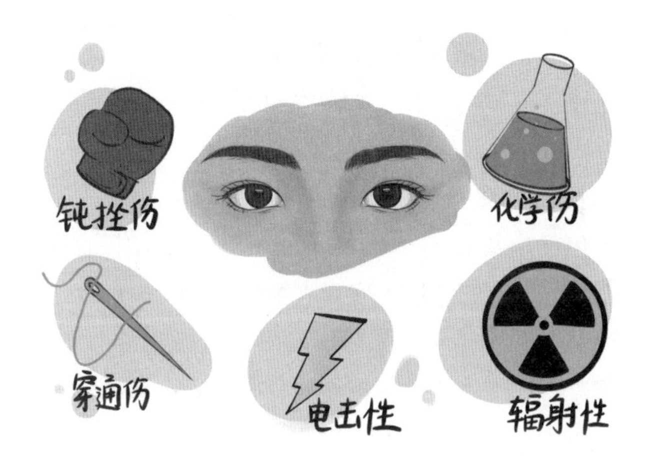

1. 钝挫伤白内障

一般由拳击伤、钝器作用于眼部所引起的。眼部被钝器击打后，位于晶状体前面的瞳孔会受到冲击而接触到晶状体，瞳孔上的色素会印在晶状体前表面，相应部位的晶状体囊膜下会出现环形或者弧形状浑浊，这样的损伤有时可能静止不再发展，也可能会向晶状体纵深处继续发展，导致白内障进一步加重。当发生严重的钝挫伤时，晶状体的囊膜可能会出现破裂，晶状体周围的房水会流入晶状体内部，导致白内障。有些钝器伤后可能还会导致晶状体的半脱位或者全脱位。

2. 穿通伤白内障

这类白内障往往由于尖锐的器物（如家中常见的剪刀、针、菜刀、美工刀等）穿破眼球所造成的，晶状体囊膜发生破裂，晶状体周围的房水进入晶状体内部，晶状体纤维发生肿胀、变性，导致晶状体浑浊。如果破裂的伤口比较小，那么伤口可自行闭合，晶状体

浑浊的部位则局限于伤口局部。如果破裂的伤口范围比较大，那么晶状体则会发生完全性的浑浊。严重者甚至会引发继发性青光眼。

3. 化学伤白内障

这一般多见于化工厂的劳动者，或者误接触某些化学制品（如家中厨房或者厕所的消毒、清洁用品等）的患者。化学伤多由于酸性化学制品或者碱性化学制品造成。碱性化学制品渗透性较强，接触眼球后会快速进入眼球内部，破坏眼球内部的环境平衡，影响代谢，迅速导致白内障的产生。而酸性化学制品，由于其穿透性没有碱性化学制品强，因此较少导致白内障。

4. 辐射性白内障

主要由包括电离辐射（比如X线、γ射线和中子辐射等）、红外线照射（常发生于玻璃厂工人或者炼钢工人）、强微波照射、大剂量紫外线辐射等诱发，导致晶状体局限性或者完全性浑浊。这些浑浊主要表现为晶状体后囊下的皮质呈盘状或者楔形浑浊，边界清楚，逐渐发展到完全性的皮质浑浊，有时晶状体前囊下还可能出现空泡或者点状浑浊，若有上皮细胞增殖，那么就可能引起致密的膜形成。冰岛的学者们在一项研究中发现，宇宙射线辐射是商业航班飞行员罹患核性白内障的原因。

5. 电击性白内障

主要由于触电或者雷电造成晶状体局限性或者完全性浑浊。导致白内障的电压多为500～3 000伏。触电导致的白内障多为单眼发病，与触电部位位于同一侧。雷击导致的白内障多为双眼发病。浑浊多位于晶状体囊下的皮质，后期逐步发展为完全性浑浊。如果伴有电弧光，那么黄斑可能出现灼伤，患者可能出现中心视力下降的症状。

尽管手机、电脑、电视这些我们日常使用的电子设备所产生的电离辐射及微波辐射剂量不大，但长期高强度接触也将会对于晶状体造成一定程度的损害，特别是对于还处于生长发育中的青少年学生来说。因此，日常使用这些电子设备也需要控制好时长。

不慎受外伤后，白内障该怎么治疗

外伤性白内障由于其受伤原因各种各样、受伤程度也不一样，因此治疗方法以及手术时机等也需根据发病原因有所调整。

对于视力影响比较小的、局限的、无严重并发症的白内障，患者可以采用药物治疗的方法。患者注意要定期随访，观察白内障的进展程度。

除了比较局限的外伤性白内障之外，大多数的外伤性白内障都是需要手术治疗的。根据晶状体的损伤程度、核的硬度、晶状体脱位的部位等情况采取不同的手术方式，包括白内障吸除术、晶状体囊内摘除术、晶状体囊外摘除术、白内障超声乳化吸除术以及玻璃体切割手术。

对于是否需要同期植入人工晶体，需要根据具体外伤情况酌情考虑，如果眼球损伤比较严重、眼内结构紊乱、出现继发性青光眼或葡萄膜炎等情况的，则不宜同期植入人工晶体。因为植入人工晶体可能会进一步加重受伤眼球的眼内炎症反应，待眼部情况稳定后再酌情考虑是否需要行Ⅱ期人工晶体植入手术。

如果晶状体本身的浑浊比较局限、程度比较轻、囊袋完整，那么可以考虑在Ⅰ期手术时就植入人工晶体，以提高患者术后的视觉质量。

治疗很重要，预防更重要

其实对于外伤性白内障来说，最主要的就是预防外伤。在工作中要注意做好安全防护措施，戴好护目镜，防止异物或者化学制剂飞溅入眼，减少工作中的射线对眼睛的辐射；防止剪刀、针头等锐器碰到眼睛；平时在家带孩子、照护宠物的时候，避免不慎撞击眼睛。一旦受伤，应及时去医院就诊，早期发现、早期诊断、早期治疗，有利于术后的视力恢复。

第五节 医生，我一直都在吃这些药

如果说某些化学制品会导致白内障的发生、发展，那么我们平时吃的药会不会导致白内障呢?

曾经在门诊遇到过一位40多岁的女性患者，主诉为双眼视物模糊3年余。眼科检查发现她的双眼最佳矫正视力都只有0.3，晶状体后囊下浑浊。询问病史，患者否认高血压、糖尿病，也否认受过外伤，也没有其他眼部疾病病史。那么究竟是什么原因导致她白内障的产生呢?我们又反复仔细地询问该位患者的病史，然后，她从包里拿出一瓶药问:“医生，我一直在吃这个药嗒!不知道这个和我的白内障有没有关系?”原来，这位患者从年轻时就患有系统性红斑狼疮，需要长期服用类固醇皮质激素来控制病情，这瓶药就是强的松。迄今为止，她已经服用这种类固醇皮质激素数十年。

长期服用类固醇皮质激素就是导致她白内障发生的罪魁祸首。但有一点需要强调的是，不是所有的激素类药物都会引起白内障的发生与发展。有研究结果显示，雌激素替代疗法不仅可以预防并治疗绝经后妇女的骨质疏松症，还可以减少绝经后妇女罹患白内障的风险。使用雌激素1～2年的女性罹患白内障的危险比不使用雌激素的女性减少20%，而那些使用雌激素长达10年的女性患者，罹患白内障的危险性减少60%。因此，要先弄清自己原发病究竟是什么、平时服用的是哪一类激素，切莫因为过于顾及激素引起的不良反应而讳疾忌医。

哪些药物会导致白内障的产生

除了类固醇皮质激素，还有其他药物会导致白内障吗？答案是有的，这些药物及物质包括氯丙嗪（一种抗精神病类药物）、缩瞳剂

（如毛果芸香碱）、抑制有丝分裂的药物（如治疗慢性粒细胞白血病的药物白消安）、避孕药等。另外，一些化学化合物也会引发白内障的发生，如三硝基甲苯、二硝基酚、萘和汞等。

长期服用类固醇皮质激素可引起白内障，多表现为晶状体的后囊下浑浊，一般停药之后会逐渐消失，但如果是长期服用激素的患者，则可能发展成完全性白内障。如果长期服用抗精神疾病药物氯丙嗪的患者，当服用药物总剂量达到300克以上时，可能出现晶状体前后囊下棕色或者灰白色的小点状浑浊，并向深部发展。长期应用缩瞳剂毛果芸香碱则可能引起晶状体前囊下浑浊，停药之后虽然浑浊可以停止进展，但是已经出现的浑浊很难消失。三硝基甲苯引起的白内障多发生于接触三硝基甲苯两年以上的人群，开始时是晶状体核以及晶状体前后皮质内出现点状浑浊，之后逐步发展成环状、楔形、盘状直至完全性浑浊。长期接触如铜、铁、汞、银、锌等对晶状体有害的金属或者含这类金属的化学物质可会引起白内障发展。

得了药物性白内障该如何治疗

在治疗药物性白内障的时候，需要根据原发病的进展，尽量避免长期服用某种药物，注意合理用药。如果原发病的药物无法停药，则需要定期进行眼科检查，注意晶状体浑浊的发展变化。

值得注意的是，有些药物在停止使用后，晶状体的浑浊会逐渐消退；但有些药物在停药后，晶状体浑浊会停止进展，却不易完全消失。对于某些药物性白内障已经严重影响到生活和工作的患者，则需要及时进行白内障手术治疗。

Chapter Three 第三章

我得了白内障？搞错了吧

看不清是白内障吗？

眼球发白是白内障吗？

你关于白内障的问题这里都有。

第一节　医生，我看东西是糊的

我们之前讲了什么是晶状体，什么是白内障，什么样的人更容易得白内障，那么得了白内障我们会有什么样的感觉呢？

白内障患者抱怨最多的是“看东西看不清”

在众多白内障患者的主诉中，“看东西模糊，看不清”是我们听到最多的抱怨。人眼中的晶状体类似照相机内置的镜头，原先是透明的，光线通过它及一些眼内屈光间质聚焦到眼底的视网膜，形成清晰的图像。当这个内置镜头发生浑浊时，就会导致视力下降，看东西会变得模糊，眼前好像蒙了一层雾一样，尤其是在光线暗的地方或者夜间，看东西就变得更加费劲。

白内障的关键词：缓慢加重

由于白内障的发生与发展是一个缓慢的过程，所以大多数白内障患者看东西模糊的症状也是逐步加重的，且是无痛的。白内障影响视力的程度和晶状体的浑浊程度以及浑浊所在的部位有着密切的关系。如果晶状体浑浊的部位比较局限且位于晶状体的周边，那么这样的浑浊对于患者的视力没有明显的影响；如果浑浊位于瞳孔区中央，那么即使浑浊再微小，也很有可能对患者的视力造成很大的影响。因此，视力不下降并不等于没有白内障，有了白内障也可能暂时对视力没有明显的影响，但是白内障是在不断发展的，定时去医院监测白内障的发展情况也是非常有必要的，这对于白内障的病因、判断以及治疗都有着重要的意义。

有些白内障患者还会出现一只眼睛看东西发生眩光，出现星芒状或者束状光晕。这是由于晶状体在发生浑浊时，外界水分不断进入晶状体内部，引起晶状体纤维水肿，晶状体不断发生膨胀，厚度增加，那么这时外界的光线射入会发生散射现象，由此导致了眩光。此外，随着晶状体的不断浑浊，其吸收、处理外界紫外线的能力也会随之下降，而这一部分多余的杂光也会产生眩光，从而影响视网膜的成像质量。

有些白内障患者会出现看东西有叠影等单眼复视或多视的现象。这是由于在白内障，尤其是核性白内障的发展过程中，晶状体发生浑浊的程度、位置及发展速度等并不是一致的，那么晶状体上各个部位的屈光力就会不同，这就产生了一个类似棱镜的作用，当外界光线通过浑浊的晶状体，就会产生不规则的屈光状态，导致复视或多视。

有些白内障患者还会出现视物颜色减退或者看东西泛黄。这是由于白内障的发展过程中，晶状体内部的核在不断变硬，颜色不断加深，从原来的透明状态，变为淡黄色、棕色、棕褐色、琥珀色甚至为黑色。浑浊的晶状体对位于蓝光端的光线吸收增强，这就使患者对于这些光的色觉敏感度降低了。

有些核性白内障的患者还会表现为近视度数的不断加深，或者老花眼度数反而减轻了等。这是由于核性白内障的浑浊首先从晶状体内部的核开始，核密度增加，中央部的屈光力增大，产生了屈光性近视，患者的近视度数就会有所加深，同时这部分屈光性近视度数可以抵消掉一部分“老花”的度数，因此，有些患者得了白内障后，老花眼度数反而减轻了。

另外，也有一部分白内障患者会出现视野缺损的现象，就是某一个方向出现局限性的固定黑影遮挡，尤其是在强光背景下，患者会感觉更加明显。由于晶状体发生浑浊的程度、位置及发展速度等不一致，晶状体可能在局部出现浑浊特别致密的情况，导致在视野范围内出现局限的固定暗影，此暗影的位置与晶状体局部致密浑浊的部位一致。

一般来讲，白内障患者都会有视力逐步下降的症状，不伴有眼睛痛、眼睛痒等感觉，因为晶状体中没有神经组织。但是，如果白内障发展到后期，可能会引起继发性青光眼、葡萄膜炎的情况，这时候患者可能会觉得眼睛痛了。

不是所有的“看不清”都是得了白内障

从另外一方面来讲，并不是所有的“看东西模糊、视力下降”都是得了白内障。眼球是个屈光组织结构，从前到后分别是角膜、晶状体、玻璃体、视网膜、视路、大脑的视觉中枢等，这一路上任何的组织结构病变，都会影响患者的视力和视觉质量。

如果患者出现了上述的这些症状，那么建议患者及时去正规医院的眼科就诊，医生会根据患者的主诉、病史等情况，进行视力、裂隙灯显微镜检查以及其他必要的眼科辅助检查来协助诊断患者是否得了白内障。

第二节　医生，我的黑眼珠发白了

经常在门诊听到患者说：“医生，我照镜子时发现自己黑眼珠发白了，你帮我看看是不是得了白内障呀？”

什么是“黑眼珠”

要回答这个问题，我们首先要了解什么是“黑眼珠”？人们常说的“黑眼珠”是位于眼球正中的黑色区域，其实这部分组织是角膜。正常的人体角膜是透明的，看上去黑色的是因为角膜后面圆环状的深棕色组织——虹膜。虹膜上布满了黑色素，在这些黑色素的映衬下，角膜看上去就变成了“黑色”。

由于眼球的组织结构复杂、精密，所以要诊断白内障就需要眼科医生借助专业的检查设备。

导致“黑眼珠发白”的原因多种多样

如果我们在家照镜子时发现黑眼珠发白，是不是就是得了白内障呢？严重的白内障患者确实会出现黑眼珠正中的圆形瞳孔区域呈白色。但是，除了白内障之外，我们还要排除以下引起“黑眼珠”发白的原因。

1. 角膜白斑

由于各种原因（如角膜外伤、角膜炎等）引起角膜溃疡，溃疡后期角膜发生瘢痕修复，形成角膜局部或者全部浑浊，有时浑浊较厚，呈瓷白色，这就是角膜白斑，肉眼看上去“黑眼珠”就呈白色的了。然而白内障患者的角膜却是透明状态的，真正浑浊的是瞳孔区后的晶状体。

2. 眼内炎

由于各种原因（如眼部外伤、全身性感染病灶等）造成眼内组织发炎、前房积脓（积脓较多时，可透过“黑眼珠”看到前房下方白色液平）、玻璃体积脓，可造成瞳孔区发白，这样肉眼看上去就像“黑眼珠”发白一样。

感染性眼内炎是极为严重的眼科急症，它可能会迅速波及眼内组织，炎症可能会蔓延至房水、玻璃体、视网膜、葡萄膜、巩膜乃至眼球周围组织。尽管目前感染性眼内炎可以大量使用抗生素并及时进行手术来治疗，但可能无法避免出现视力下降，甚至不能挽回视力。因此，及时发现、及时诊断眼内炎，甄别导致眼内炎的病原体，给予正确的处理对于挽救患者的视力或者减少视力损伤是非常重要的。

3. 外层渗出性视网膜病变（Coats 病）

此类疾病一般多见于健康的男性青少年，单眼发病比较常见，该病患者的眼底可见视网膜血管异常扩张，视网膜下大量黄白色渗出，同时伴有出血和胆固醇结晶样的彩色反光，可继发渗出性视网膜脱离，该病可见到瞳孔区呈白色。

该病偶尔也有双眼发病，病程缓慢呈进行性，早期可能不易被人察觉，直到患者出现严重的视力减退、白瞳症或者废用性外斜时才被注意。

4. 早产儿视网膜病变

该病多见于低体重的早产儿，多伴有吸入高浓度氧史。由于早产儿视网膜血管尚未发育完全，出生后继续发育，吸入高浓度氧后，视网膜毛细血管的生长被抑制了，停止供氧后，进入较低氧分压的空气中，无血管区纤维血管组织迅速增生，出现不同程度的眼底增殖性病变，严重时甚至会出现牵引性视网膜脱离，这时瞳孔区就呈白色了。

该病可根据病史（早产儿和低体重儿）结合患儿眼底的改变来加以诊断。

5. 视网膜母细胞瘤

婴幼儿最常见的眼内恶性肿瘤，大多发生于 3 岁之前。患儿眼底视网膜上长有圆形或者椭圆形边界不清的黄白色隆起的肿块，多生长于后极部偏下方，肿瘤表面可见视网膜血管扩张或出血。肿瘤早期可能不易被家长发现，往往肿瘤发展到累及眼底后极部时，患儿家长才在患儿瞳孔区看见白色反光。

根据患儿的病史、年龄以及临床症状可以诊断该病，结合 X 线片、B 超、CT、眼底荧光血管造影、尿液学检测、乳酸脱氢酶（LDH）活力测定、同位素扫描、巩膜透照法、癌胚抗原检测等检查可进一步诊断。

6. 弓蛔虫病

常见于家中饲养宠物猫、宠物狗，或者接触过野生猫、狗的患者。未正确接种疫苗的猫和狗身上常存在多种寄生虫，弓蛔线虫就是其中一种。

患者被感染后，眼底可出现视网膜脉络膜肉芽肿或者炎性玻璃体浑浊，因此在瞳孔区可见白色反光。需要根据病史、动物（猫或狗）饲养病史帮助鉴别。

7. 永存原始玻璃体增生症

为胚胎期原始玻璃体不能正常消退所致，常常由于出生后患儿有“白瞳症”而被家长发现而就诊，绝大多数是单眼发病，可出现小眼球、小角膜、浅前房、小晶状体，可见灰白色膜样组织覆盖于晶状体后囊，增殖的纤维牵引可致视网膜脱离，严重者可导致角膜浑浊、继发性青光眼、玻璃体积血、眼球萎缩等。

8. 无晶状体眼的视网膜脱离

无晶状体眼的患者如果发生严重的眼底视网膜脱离，脱离的视网膜隆起很高、面积很大时，通过瞳孔区可见白色反光。但进行详细眼科检查时，可见患者晶状体缺如，这点可与白内障所鉴别。

9. 炎性假性胶质瘤

多为双眼发病，少数是单眼，在晶状体后面有白色的斑块，眼球可能变小、眼压降低，该病的发病原因是在胚胎发育的最后3个月，在子宫内受到母亲感染的影响或者出生后新生儿期眼内炎造成的。

10. 视网膜发育不良

患儿眼球小、前房浅、晶状体后可见白色的组织团块，常合并大脑发育不良、先天性心脏病、腭裂以及多指畸形等。

11. 先天性弓形虫病

特点是反复发生的眼内炎症，最后遗留脉络膜视网膜的色素性瘢痕，病灶多见于黄斑区，所以可有“白瞳症”的表现，可伴有肝脾肿大、黄疸、脑积水以及脑钙化等。弓形虫间接血液凝集试验和弓形虫间接免疫荧光抗体试验可以协助诊断。

12. 其他

少见的还有诺里病、眼底后极部缺损、玻璃体积血机化、严重的视网膜胶质增生等。

综上所述，有很多原因可以引起“黑眼珠看上去发白”，也不是所有的“黑眼珠发白”都是得了白内障，需要及时去医院眼科进行专业的检查才能确诊。

第三节　医生，我眼前有蚊子在飞

“医生，最近我眼前一直有黑色的蚊子在飞！想抓但是抓不住！我这是得了白内障了吗？”

飞不动的“蚊子”

我们已经知道了，有一部分白内障患者确实会出现看向某一个方向时有局限性的固定黑影遮挡，即视物遮挡感，尤其是在强光背景下，患者会感觉更加明显，这一般是白内障早期的症状。

需要强调的是，白内障导致的黑影大多是固定不动的，如果眼前的黑影是像蚊子一样能飘来飘去，这多半不是晶状体出现了浑浊，也不是白内障的早期临床表现，而是晶状体后面的玻璃体组织出现了问题。

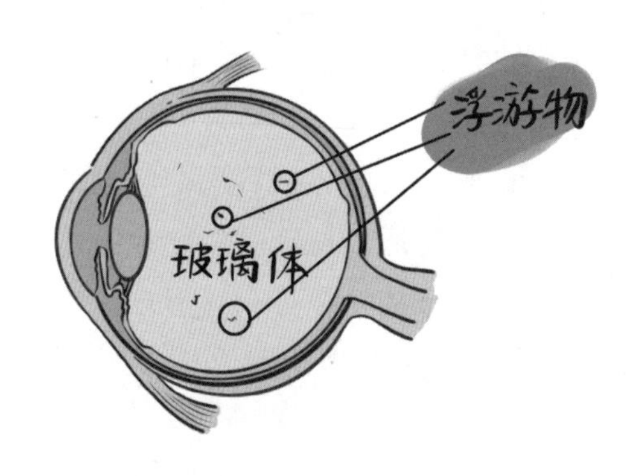

飞来飞去的“蚊子”

玻璃体是位于晶状体和眼底视网膜之间的胶冻样物质，它具有支撑眼球的作用。物体反射的光线通过眼球的一系列屈光介质（包括角膜、晶状体、玻璃体），聚焦于视网膜上，清晰成像。因此，玻璃体也是眼球屈光介质的组成部分，玻璃体出现了异常会影响视觉质量。

正常的玻璃体是透明状态的，随着年龄的增长，玻璃体会发生凝缩、劈裂、后脱离，这时患者眼前就会有黑色或者灰色的漂浮物。漂浮物可呈多种多样的形态，可能为点状、条带状、飞蚊样，或者呈弧形或者环形等，这种情况就是我们常说的玻璃体浑浊，也就是“飞蚊症”。

单纯的“飞蚊症”是不需要特殊治疗的，只要定期去医院眼科检查就行。然而，当“飞蚊”突然增多、增大，影响视力，或者伴有眼内闪光感时，就要当心了，因为有可能出现新的眼部病变（玻璃体出血、视网膜裂孔或者视网膜脱离），这个时候要尽快去正规的眼科医院就诊，排除眼底疾病。

第四节　医生，我突然看不见了

从发病原因和发病机制上来看，大部分白内障的发生与发展都是缓慢进展的过程，一般不会引起突然的视力下降。

大多数年龄相关性白内障患者看东西模糊的症状是逐步加重的。晶状体的透明程度是诊断白内障的重要依据。

如果这种无痛的、渐进的视力下降对患者的日常生活没有明显的影响，那么大多数患者并不会引起重视，直到白内障发展到中央瞳孔区，遮挡了视轴部分，患者才可能会自觉视力下降加剧，而且严重影响生活质量，此时患者才会来医院眼科就诊。

部分白内障也会出现视力急剧变化

对于代谢性白内障，患者本身的内分泌指标的异常就会导致晶状体屈光力的改变以及白内障病变的加速进展，譬如糖尿病白内障患者在血糖突然升高时，晶状体屈光力会发生突然改变，患者会自觉“视力突然下降，或者突然看不清”。但是这种情况的视力下降是由于患者的屈光度数发生改变所造成的视物习惯变化，并不是真正的视力下降，并且这种屈光度数改变的状态待患者的血糖、糖化血红蛋白等指标控制平稳后又有所改善。

如果患者的血糖、糖化血红蛋白等指标控制不佳，那么晶状体会在短时间内迅速浑浊，白内障急剧加重，这样对患者的视力影响就变得非常明显了。因此，控制原发性全身疾病，包括高血糖、高血压、高血脂等，对于遏制代谢性白内障的进展非常重要。

对于外伤性白内障来讲，包括锐器、钝器、电击、电离辐射、化学损伤等所导致的白内障，视力下降的症状则会是突然发生的，其病程因所受外伤的严重程度不同而有所不同。因此，日常生活中要尽量避免这些致伤因素，受伤后要及时就医，控制外伤性白内障的进展。

视力突然变化需要排除眼部其他疾病

值得注意的是，如果患者的单眼或者双眼发生突发性的视力下降，那么就需要排除眼部的其他疾病，如青光眼、视网膜脱离、视网膜血管性疾病、黄斑疾病、视网膜脉络膜疾病、视神经病变，甚至是头颅内的病变等，这些眼部病变及颅内病变都有可能引起患者视力的突发性下降，并且有些疾病还会伴有眼胀、眼痛等其他伴随症状，这些症状都有助于我们进行鉴别诊断。

第五节　医生，我没有白内障，以前戴的老花镜现在都不用戴了

曾经在门诊遇到这样一位大爷，他是被女儿生拉硬拽来的，大爷一坐下就直嚷嚷，说自己没病，眼睛都好的。询问病史时，大爷的女儿说，之所以带大爷来看眼睛是因为大爷已经因为看不清在马路上跌倒了好几回，而且在晚上灯光昏暗的环境里更加看不清，连夹菜都有点力不从心。大爷赶忙打断说，自己的眼睛很好，以前还戴老花镜，最近几年都不用戴了，就是最近一段时间看东西有点模糊。经过详细的眼科检查，发现大爷的双眼最佳矫正视力只有0.3，双眼的晶状体都发生了浑浊，还好除了白内障之外未发现其他眼部疾病。在我们的建议和大爷女儿的强烈要求下，大爷做了白内障手术，手术非常顺利，术后大爷的双眼视力都恢复到了0.8以上，大爷和他女儿都非常高兴，都说早知道这样应该早点来看医生。

有些核性白内障的患者会出现近视度数不断加深，需要经常更换眼镜度数，或者老花眼度数反而减轻了等，其实这些都是白内障进展的表现。当晶状体核进一步硬化，近视程度超过老花眼的程度时，患者的近视程度会明显减退。

由于大多数白内障进展都非常缓慢，老年人群又对自身视力的变化不太敏感，他们已经习惯长期在视力不佳的状态下生活了，因此并不觉得这样的低视力影响了他们的日常生活，更别说来医院就医了。但如果家属发现老年人出现跌倒次数增多，夜间视力下降等情况，就需要及时带老年人来正规医院就医，排除眼部及全身性疾病。因此，在白内障的发生、发展过程中，定时、定期检测晶状体的浑浊变化，对发现早期白内障，以及后期的白内障治疗都有着举足轻重的意义。

Chapter Four 第四章

镜头糊了，怎么办

白内障的治疗方式有多种多样，
滴眼药水、吃药、做手术、植入人工晶体、“飞秒”……
选择适合自己的才是最好的。

第一节　得了白内障，滴点眼药水就会好了吗

在门诊经常有白内障患者问，电视上播放许多眼药水广告，宣传能治好白内障，这些是真的吗？眼药水真的能治好白内障吗？

目前，临床上常用的白内障药物不下十几种，有些是眼药水制剂，有些是口服的西药或者中成药。虽然，药物治疗白内障一直是国内外研究的热点，但是非常可惜，经过权威的医学研究，现阶段没有任何药物显示对白内障有确切的根治效果，也就是说，目前尚未发现能真正治愈白内障的药物。

白内障产生的原因是晶状体蛋白质的变性浑浊，就像鸡蛋清煮熟后由透明变成了白色。目前，人类的科技水平还无法将已经变性浑浊的蛋白复原为透明，所有治疗白内障的药物都只有理论上的延缓作用，而不具有治愈效果。

为什么用了眼药水后确实觉得好多了

有些患者用了治疗白内障的眼药水后确实觉得好多了，这可能有许多原因。一些早期白内障患者，用药之后有时会觉得看东西稍微清楚一点了，这通常不是药物治疗的结果，而是因为某些类型的白内障。比如皮质性白内障，对视力影响的特点为在不同光线下，视力存在一定的上下波动；或者患者本身除了患有白内障之外，还有干眼症。这类患者不论点何种类型的眼药水，都会在眼球表面暂时形成一层液体膜，就像是在眼球表面增加一个透镜，在透镜作用下，患者可能会自觉视力有所提高，但待眼药水蒸发后，透镜的作用逐渐消失，患者又自觉视力下降了。

从早期白内障进展到成熟期白内障往往是一个非常漫长的过程，也有一部分患者可能自然病程停止于某一发展阶段不进展，从而没有严重影响视力。一些中期白内障患者，用药后视力和晶状体浑浊程度并未有所改善。而对于成熟期的白内障患者，药物治疗就更加没有实际意义了。

但是尽管如此，不少患者和家属仍旧盲目听信一些白内障治疗药物的虚假宣传，患者使用较长时间后，不但没有效果，白内障反而日益严重，延误了病情。治疗白内障，目前最为有效的方法只有手术治疗。当然，随着科学日益发展，说不定在不远的将来，人类真的能研究出治愈白内障的药物。

怎样才能延缓白内障的发展呢

药物没法治愈白内障，那么我们在日常生活中有什么注意事项可以延缓白内障的发展吗？答案当然是有的。

根据大规模的临床研究发现，已经明确与白内障的发生、发展有密切相关的因素有：衰老（年龄增大）、过度暴露于太阳光（紫外线）照射之下、长期接触放射线（X 线）、吸烟、酗酒、外伤、中毒、全身或者局部使用类固醇皮质类激素、合并全身疾病（如糖尿病、高血压、肥胖等）。

因此，如果已经出现了白内障，日常生活中出门尽量戴有防紫外线作用的墨镜或者戴有帽檐的帽子；尽早戒烟、控制饮酒量；控制血糖、血压、血脂等全身指标，必要时到内科就诊，根据医嘱及时用药，维持血糖、血压、血脂等指标的稳定；避免不必要的外伤，或长期接触放射性物质或者其他化学物质，即使接触也需做好适当的防护措施；日常生活中饮食均衡，多喝水，适量摄入维生素，避免挑食，保持营养均衡；如出现视力下降等症状，切勿讳疾忌医，及时就医，早期诊断、早期治疗。

第二节　我的白内障"熟"了吗

那么如果得了白内障，要等什么时候才能手术呢？是要等完全"成熟"吗？

白内障的诊断依据只需要症状（患者的主观感受，比如视力下降、看东西模糊等），以及体征（眼科医生在检查时发现晶状体发生了浑浊）这两部分就可以了。

什么样的白内障可以进行手术

过去，由于医学技术水平的限制，患者得了白内障需要等到完全"成熟"，失去视力了才能手术，患者需要忍受长期看不清、看不见的痛苦与烦恼。既往的教科书上表示，当白内障患者在排除其他眼部疾病后，最佳矫正视力低于0.3，同时影响患者的生活质量，才能进行手术治疗。但近年来，对于白内障诊断的视力标准一直存有争议。从群体防盲治盲的角度出发，世界卫生组织（WHO）重新提出：在对于临床上有治疗意义的白内障诊断时必须要加上"最佳矫正视力低于0.5"的这个标准。

时至今日，随着医学技术以及医疗设备的不断发展、创新、改善，白内障手术已经变得非常成熟。常见的白内障手术方式包括白内障超声乳化吸除联合人工晶体植入手术、白内障囊外摘除联合人工晶体植入手术等。目前白内障手术的切口都比较小、手术时间短、术后恢复快，在安全性和有效性方面都非常的高。

不要等到白内障"熟了"才做手术

如果一定要等到白内障过于"成熟"才肯治疗，那么会错过最佳的治疗时机，可能会导致更加严重的后果。不仅可能导致手术时间延长、术后恢复延迟等问题，还有可能会由于晶状体过度膨胀，导致前房变浅、房水流出的通路受阻，从而诱发继发性青光眼，造成患者急性眼痛、眼红、视力急剧下降，可伴有头痛、恶心、呕吐等症状，严重时可能会导致不可逆的视力丧失，治疗起来会更加复杂和困难。

另外，白内障过于“成熟”时，晶状体的囊膜变性或者囊膜受到晶状体核的撞击，囊膜通透性增加甚至破裂，晶状体内液化的皮质就会溢出，释放到眼内，人体的免疫系统可能会将溢出的皮质认作是外界“侵略者”，从而展开“反击战”，诱发严重的过敏反应，导致晶状体皮质过敏性葡萄膜炎，这时患者会出现严重的眼痛、眼红、视力急剧下降等症状。这不仅会影响到患眼的治疗及预后，还有可能会影响对侧眼睛。这些情况一般发生于白内障的中晚期，长期放任不治，不仅会导致失明，还有可能引起眼内严重的炎症，致使眼球萎缩。部分患者可能因为无法忍受长期眼痛、眼胀，最后不得不选择进行眼球摘除；同时严重浑浊的晶状体也妨碍眼科医生对于眼后节疾病的诊断以及治疗。

还有一部分患者在等待白内障“成熟”的过程中，会认为自身的视力下降、视物模糊仅仅是因为白内障发展所导致，从而忽略了可能出现的其他眼部疾病，如黄斑变性、青光眼、缺血性视神经病变、视网膜血管性病变等。

白内障的手术时机可以适当放宽

近十几年来，随着白内障手术技术和理念的进步，人们日常用眼的需求也越来越高：看电视、看电脑、看手机。不同人群的用眼需求不同，对于视觉质量的要求也不同，因此，白内障的手术时机也适当放宽。当患者自己感觉有明确的视力下降，影响正常的日常生活（如长期从事精细工作、需要较多视力的人群），同时佩戴眼镜不能改善，或不接受戴镜的，通过眼科检查明确主要是由白内障引起的话，就可以考虑进行白内障手术。

对于那些视觉质量要求并没有那么高的人群，等到视力较差时再行手术也未尝不可，但需要提醒一下，即使暂时选择不手术，也应定期到医院眼科就诊，仔细评估一下白内障的发展情况，如果发展到一定程度就尽早进行手术治疗。

另外，有些患者和家属可能会有些传统的想法，认为年龄太大的老人做手术很危险，其实不然。目前，白内障手术技术非常成熟，一般多采用局部麻醉，痛苦比较小、手术时间比较短（手术时间一般为 10 ~ 15 分钟，如果加上消毒、麻醉等术前准备工作，不超过半小时）、术后恢复快、效果好。只要患者的全身情况允许，术前检查排除了手术禁忌证，一般都能耐受这项手术。白内障的手术治疗在年龄上没有绝对的限制，即使 100 岁的老年人照样可以接受。

综上所述，什么时候进行白内障手术，可以从患者的自身实际情况、用眼需求、对于视觉质量的要求等方面出发，在正规医院的眼科进行专业、全面、详细的检查，排除影响患者视力的其他眼部或者全身疾病因素，经过医患双方协商，确定手术时机。

第三节　换镜头？磨砂玻璃变透明玻璃

得了白内障的患者不用太紧张、太恐慌，白内障不是一种绝症，也没有传染性。目前，随着科学技术的进步、医疗设备以及手术技术的进一步发展，大多数接受白内障手术的患者术后都会有比较良好的视力。

古人得了白内障是怎么治疗的

一千多年之前，我国以及印度等国家就有利用针拨技术治疗白内障的记载。早在中国唐代，《外台秘要》和《天竺经眼论》中就有描述金针拨障术："此宜用金蓖决，一针之后，豁若开云如见白日。"古巴比伦的《汉谟拉比法典》以及古印度的Sushruta（译为妙闻或苏斯拉他，公元前600年—前556年）也记载了类似的方法——针拨术，这被认为是最早被记载的白内障手术，并沿用千年。

我国晚唐时期的大诗人、散文家杜牧的弟弟患有严重的白内障，杜牧得知后请了当时的名医给他弟弟会诊，名医的会诊意见是：这是颅脑内的热毒流到了眼睛，盖住了瞳孔，称为白内障，治疗方法是用针刺进眼的白睛穴，将它拨开，就像蜡封住了管子，将蜡去除后管子就通了，待白内障成熟呈白色就能做手术了（"是状也，脑积毒热，脂融流下，盖塞瞳子，名曰内障。法以针旁入白睛穴上，斜拨去之，如蜡塞管，蜡去管明，然今未可也。后一周岁，脂当老硬如白玉色，始可攻之。"）可是很可惜，后来等到杜牧弟弟的瞳孔区白内障真变成了白色，名医做了几次手术都不成功。

明末清初黄庭镜《目经大成》归纳总结针拨术八法：首先，审机，术前准备；其次，点睛，睫状体扁平部进针；再者，射覆，金针刺入虹膜和晶状体之间；第四步，探骊，拨断晶状体悬韧带；第五步，扰海，将晶状体拨离原位，压于玻璃体下；第六步，卷帘，压晶状体于玻璃体下方至不再上浮；第七步，圆镜，将针退到瞳孔区中央，检查前房以及视力；最后一步，完璧，缓慢拔除金针，手术结束。受限于当时的医疗条件和对白内障的认知局限，当时的针拨术成功率仅仅一半而已，"治者五六，不能治者四五"。

目前临床上的白内障手术方式有哪些

200多年来，随着显微手术和人工晶体植入术的发展应用，白内障手术已成为现代眼科学中发展最新、最快的领域之一。在逐渐淘汰了白内障针拨术、囊内摘除术等并发症较多的手术后，目前，我国主要的白内障手术方式有白内障超声乳化吸除术和白内障囊外摘除术。近年来，还出现了飞秒激光辅助的白内障超声乳化吸除术。

1. 白内障囊内摘除术

这个手术方式在20世纪80年代以前是摘除白内障最常用的方式。这种手术方式相对简单，利用二氧化碳或者氟利昂冷凝器，将白内障连同晶状体囊膜一起取出。该种手术方式切口较大，对眼内组织，尤其是玻璃体扰动较大，容易引起玻璃体脱出、继发性青光眼、黄斑水肿、视网膜脱离等并发症。而且，由于手术时晶状体囊膜一起被摘除，因此，无法同期植入囊袋内人工晶体。该种手术方式目前已逐渐被淘汰。

2. 白内障囊外摘除术

这是20世纪80～90年代白内障手术的常用方式，是将浑浊的晶状体核和皮质摘除，并且保留晶状体后囊膜的手术方式。手术在显微镜的辅助下完成，完整保留了晶状体后囊膜，减少了对眼内结构的扰动和破坏，降低了围手术期的并发症，同时为顺利植入囊袋内的人工晶体创造了条件。

3. 白内障超声乳化吸除术

超声乳化技术于20世纪60年代问世，之后发展迅速，一般常联合折叠型人工晶体植入一起应用。目前在欧美国家，90%以上的白内障手术是通过超声乳化技术完成的，其在我国也日益推广。随着科技进步、设备仪器更新换代，超声乳化吸除手术目前是我国白内障手术中的主流手术方式。这种手术方式是应用超声能量将晶状体浑浊的核和皮质粉碎乳化呈乳糜样后吸除，并且保留了晶状体的后囊膜。超声乳化技术将白内障手术的切口缩小到3毫米甚至更小，术中植入折叠型人工晶体，具有组织损伤小、术中前房稳定性好、切口一般不需要缝合、手术时间短、疼痛轻、光损伤小、术后视力恢复快、反应轻、屈光状态稳定、角膜散光较小等优点，并且一般可在表面麻醉下完成。近年来，白内障超声乳化手术在手术技巧、手术器械以及超声乳化仪性能等方面都有了长足的进步，尤其在超声乳化仪性能方面，主要是能量释放模式的改进。现代超声乳化仪器采用多种改良组合能量释放技术，改良的液态动力学系统，计算机辅助的前房压力稳定系统，使手术医生可以用很低的超声能量完成手术，大大提高了手术效率和安全性，避免角膜灼伤。各种改良的超声乳化针头能适合不同手术医生的选择，能量更加集中，操作恒定性更好，超乳效率提高，手术进程更快。

4. 飞秒激光辅助白内障摘除手术（FLACS）

近年来，为了满足白内障患者对手术后视觉质量的高要求，推出了飞秒激光辅助白内障摘除手术。这种手术方式主要利用计算机辅助技术，根据患者自身的眼部情况个体化设定手术参数，应用飞秒激光设备发射激光能量代替以往的医生手工制作白内障的角膜切口，完成晶状体前囊膜的撕囊步骤。应用激光能量将白内障的核做预分割处理，然后手术医生再使用传统的超声乳化技术对白内障进行乳化吸除。该项手术大大提高了白内障摘除手术的准确性、精确性、有效性及安全性。

研究显示，相对于传统超声乳化白内障吸除手术，飞秒激光辅助白内障摘除手术术中使用的超声时间更少、超声能量更低，可减少机械操作、角膜内皮细胞丢失，减轻白内障术后的角膜水肿；在撕囊质量方面更是显示出优越性，飞秒激光显像设备辅助下构建的前囊膜开口精确完整及光滑对称，可纠正传统撕囊不可避免的大小不一、居中性不稳定的情况，从而减少人工晶体偏中心或者倾斜的可能性，理论上在术后可获得更好的视觉效果、更稳定的屈光状态。飞秒激光制作的个体化多层角膜自闭切口弥补了人工切口潜在的不稳定性，减少后弹力层脱离、切口渗漏、眼压低、虹膜脱出、眼内感染等切口相关并发症；还可以辅助设计制作角膜缘松解切口，联合对手术散光的控制进行组合设计，降低了手术源性角膜散光的个体差异。这种手术方式对于想要植入散光矫正，或者老花眼矫正等功能性人工晶体的患者尤为适合。但是该项手术设备和费用比较昂贵，手术时间相对较长，患者及家属可根据自身需求进行选择。

为什么做白内障手术时还要植入人工晶体

人眼的晶状体具有调节焦距的功能，在正常眼球内，如果没有晶状体的话，我们就需要佩戴一个＋ 10.0D 或以上的远视眼镜才能让物像重新聚焦到眼底视网膜上。随着年龄增长，晶状体发生浑浊形成了白内障。在进行白内障手术时，如果单纯把浑浊的晶状体去除，而不再重新植入一个新的透镜，那么患者的手术眼睛就无法进行屈光和调节了，患者术后也就无法看清物体。为此，患者需要配戴一副“高度远视眼镜”，这样既不美观也不方便，并且患者的视觉质量也不佳。因此，科学家们就研制出了人工晶体来代替去除的晶状体，白内障手术时一般会同期植入人工晶体进行屈光状态矫正。

人工晶体究竟长什么样

人工晶体是指人工合成材料制成的一种特殊的透镜。第一枚人工晶体是由 John Pike，John Holt 和 Hardold Ridley 共同设计的，并于 1949 年 11 月 29 日由 Ridley 医生在英国伦敦 St.Thomas 医院为患者植入了首例人工晶体。植入一个度数适合、品质优良的人工晶体，对于患者术后的视力效果起着重要的作用。

人工晶体必须具备稳定性好、生物相容性好、光学物理性能优良、在眼内长期放置而不改变屈光力等性能。人工晶体按照植入眼内的位置可以分为前房型和后房型两种；按照人工晶体的制造材料可以分为硬性和软性两种，这两种均为高分子聚合材料，具有良好的光学物理性能和眼内组织相容性。植入手术过程中，医生通过微创的切口，将折叠型人工晶体（软性人工晶体）植入眼球内，折叠的人工晶体会通过“记忆”恢复形状、自动展开，支撑在指定的位置，起到透镜作用。

人工晶体的度数一般是根据每位患者的屈光状态进行仪器检查计算得来的。人工晶体植入后，患者可迅速恢复视力，人工晶体对于物像的放大倍率小、周边视野正常，因此不影响手术后的患者视觉质量。人工晶体在解剖位置上取代了正常人眼的晶状体功能，同时也没有无晶状体眼所造成的视物变形、环形暗点、视野缩小等缺点，还避免了摘戴眼镜的麻烦，使患者的容貌更加自然、美观。

一般来说，人工晶体不需要取出或者更换。如果遇到外伤或者合并晶状体脱位、退行性病变的患者，术后远期可能会发生人工晶

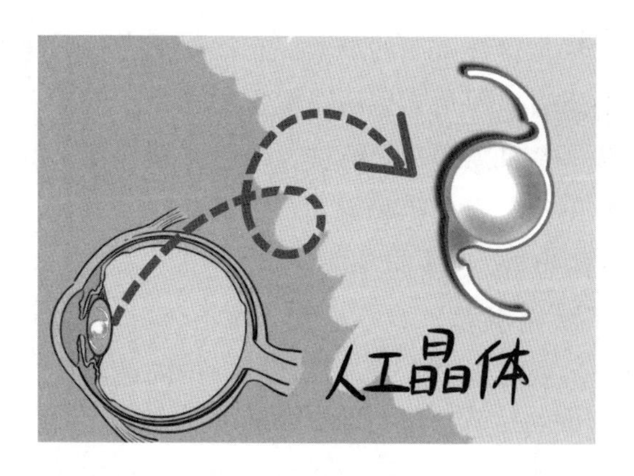

体移位或者脱位，这些情况可能需要进行人工晶状体的调位、取出或者更换。

所有的白内障患者都能在术中植入人工晶体吗

当然，也有少数患者不适合一期就植入人工晶体，如晶状体囊袋不完整无法支撑住人工晶体、严重的外伤有高度眼内感染可能等。如果白内障术中没有同期植入人工晶体，那么术后就需要应用其他手段来进行屈光状态的矫正。除了后期再根据患者的眼部情况进行Ⅱ期人工晶体植入手术之外，进行屈光状态矫正的方法还有如下几种。

1. 配戴框架眼镜

这是最简单的方法，但是可能存在部分光学上的小缺点，譬如影像放大（一般可能放大为原来的 20%~30%），视野缩小（周边视野缺损，只能看清楚影像的中心，而周围是模糊的，物像是变形的）。一般眼镜的度数比较高，重量就比较大，患者可能需要一定时间来适应。这样的眼镜并不太适合只接受一只眼睛白内障手术的患者，因为单眼配戴高度远视眼镜可能会造成复视、头晕、眩晕等情况。

2. 配戴角膜接触镜

角膜接触镜也就是我们熟知的隐形眼镜，角膜接触镜优于普通的框架眼镜，它有良好的周边视力，虽然影像放大率为 7%左右，但患者常常不会察觉这样微小的放大。它比较适合仅需要做一只眼睛白内障手术的患者。但角膜接触镜佩戴起来比较麻烦，需要掌握正确的佩戴方法，并且需要每天清洗，以防止镜片污染引起的眼部角膜或者结膜感染。若患者年龄较大，手部动作不方便，或者某些本身就有干眼症的患者，佩戴起来就不太方便。

3. 准分子激光手术

在已经植入或者未植入人工晶体的白内障患者中，如果他们术后残留的屈光度数不高，并且他们此残留度数或者散光并不满意，想要进一步提高视觉质量的，那么可以通过准分子激光手术来进行矫正。但是这种方式对于患者的角膜厚度、透明度都有一定的要求，并且术后早期可能出现眼睛干涩、异物感等症状，因此对于年龄较高的患者，或者术前本身存在干眼症的患者需要谨慎评估、选择。

第四节　医生，开白内障会痛吗

相信每一位白内障患者一听到“要做手术”，心里免不了产生一丝恐惧、害怕，想逃又逃不了，不做手术眼睛还是看不清，苦的还是自己。因此，经常在门诊遇到需要做手术的白内障患者，战战兢兢地问医生：“医生，开白内障会疼吗？我有点怕疼。”

白内障手术痛不痛

要回答这个问题，首先我们要先简要了解一下白内障手术的流程。以目前临床上最常见的白内障超声乳化吸除联合人工晶体植入手术为例，患者来到手术室后，先躺于手术台上，医生和护士需要先核对患者的信息，包括患者姓名、年龄、床号、手术眼别、有无药物过敏等基本信息；手术医生在显微镜下先观察患者术眼的准备情况，包括瞳孔是否已扩大等；信息核对无误以及术眼准备合格后，准备进行白内障手术；医生及护士会对患者手术眼别进行细致彻底的多次清洁消毒，然后铺多层手术巾，这些步骤的目的是减少手术视野内污染的可能性。

在给患者进行麻醉后，手术开始，手术医生先做角膜切口，一般位于“白眼珠”和“黑眼珠”交接的地方，手术切口一般比较小，为 3 毫米以下；维持好前房空间后，手术医生可进行晶状体前囊膜的撕囊，撕囊口常为一个 5 毫米左右的圆形，就像“先给罐头开口，然后才能通过这个开口把罐头里面的东西掏出来”；接着手术医生应用超声手柄等器械从角膜切口处进入眼球内部，然后利用超声能量将晶状体浑浊的核和皮质粉碎乳化呈乳糜样后吸除，并且保留了晶状体的后囊膜；白内障吸除后就是植入人工晶体的步骤了，手术医生将折叠型人工晶体（软性人工晶体）通过微创的角膜切口植入眼球内，折叠的人工晶体会通过“记忆”恢复形状、自动展开，支撑在指定的位置；最后，手术医生检查角膜切口密闭性，如无特别，即可结束手术。

白内障手术是怎么麻醉的呢

在这整个手术过程中，决定手术“痛不痛”的关键主要在麻醉环节。白内障手术一般为局部麻醉，也就是说手术的整个过程中患者是清醒的，除非有特殊情况，需要医生和患者及患者家属进行沟通，充分评估后决定。

一般白内障手术的局部麻醉分为注射性局部麻醉和非注射性局部麻醉，注射性局部麻醉是指常规的球后麻醉、球旁麻醉以及筋膜下麻醉等，非注射性局部麻醉是指单纯用滴眼液在眼球表面进行麻醉，或者表面麻醉联合前房内麻醉。非注射性局部麻醉是近年来白内障手术麻醉方式的重要进展。

目前，临床上大多数情况下应用的是非注射性局部麻醉，它的引入和发展有一个非常重要的前提是透明角膜微创切口、白内障超声乳化吸除手术以及折叠型人工晶体植入技术的发展和成熟。目前，国内外高水平的白内障超声乳化手术时间一般在 15 分钟之内。表面麻醉等非注射性局部麻醉能满足手术需要，它的麻醉并发症比球后或者球周麻醉要少而且轻，所以受到不少手术医生和患者的青睐。

在白内障手术时，患者该怎么配合医生呢

白内障手术是一种非常精细而富有技巧的手术，一般在眼科手术专用的显微镜下进行，手术的过程中需要手术医生和患者的相互配合。有以下几个注意点需要患者朋友们注意。

在白内障手术开始之前，医生和护士需要对患者的手术眼睛进行彻底的清洁消毒。消毒药水可能包含聚维酮碘、酒精等成分，因此患者可能会觉得有些许刺鼻、刺痛和异味，但这些大多在患者能够耐受的范围内。患者只需要轻轻闭上眼睛，不用过于紧张，就像平时晚上睡觉一样。患者也不用过于用力地闭眼，否则眼部周围的皮肤和肌肉组织会形成褶皱，不利于充分消毒。

消毒结束后，医生会在患者手术眼睛周围铺上已经消毒好的手术铺巾，这些铺巾是为了确保手术区域保持无菌。一般铺巾可能为几层，因此有些患者可能会觉得有点气闷，这时如果患者过于紧张的话，更加会觉得胸闷、透不过气来。

其实，这样的铺巾就像冬天我们戴口罩一样，只要放松心情，大部分患者都能够耐受，片刻后也能适应。如果患者确实感觉不适，可以试着嘴巴张开，用嘴呼吸，就像游泳一样；也可以及时和手术医生沟通，医生可以为患者接上氧气管，有助于患者术中的呼吸。千万不要因过于紧张而屏气，屏气可能会造成眼压增高，可能引起不必要的手术风险。

白内障手术一般是在表面麻醉下进行，但也有一部分患者的白内障比较严重、复杂，手术时间会相对延长，这就需要进行眼周局部注射麻醉。顾名思义，就是要在患者手术眼睛的周围进行局部麻

醉注射，进针的时候患者可能会感觉有些许刺痛和胀痛，这种疼痛程度大多持续时间比较短，并且在患者能够耐受的范围之内。患者千万不要摇动头部或者用力闭眼，以免引起眼部出血，影响后续手术的操作和进行。

在整个白内障手术过程中，患者应尽量进行自我调节、自我疏导、稳定情绪、保持正常呼吸。另一个非手术眼睛可以在手术时轻轻闭上。注意力不需要过度集中于白内障手术上，可以在脑海里想一些让自己开心、愉悦的事情。手术器械在进出眼内的片刻，正常情况下患者可能会觉得有些酸胀。

在手术过程中，患者自觉有任何的不适症状，可以及时和手术医生沟通。千万不要在未经事先告知的情况下随意移动头部或者身体，因为此时可能手术器械正在患者的眼球内，随意移动头部或者身体，即使幅度再小，也有可能引起严重的手术并发症。

另外，白内障手术是在无菌的条件下进行操作的，患者随意的头部或者身体的移动可能会造成消毒铺巾被污染，从而导致术后感染的发生。

在白内障手术过程中，手术器械时不时进出眼内，角膜切口处于一直开放的状态。因此，手术过程中，患者要尽量避免咳嗽等可能引发眼压突然增高的举动。因为眼内压突然增高，可能会引起眼内出血、眼内组织脱出等手术并发症。

围手术期的患者如果在手术前发现有感冒、咳嗽等情况，需要及时用药控制，必要时可以先暂缓手术，等咳嗽等症状结束时再行手术安排。

采用表面麻醉的患者，眼球仍旧能自主转动，但白内障手术时患者要尽量保持向正前方注视着灯光。手术过程中患者可能有时会觉得灯光变得模糊，这是正常的现象。

总之，患者在白内障手术过程中应尽量保持情绪稳定，安静地平躺在手术床上，有不适可以及时和手术医生沟通，以便医生和患者通力合作，相互配合，圆满完成整台手术。

第五节　单焦？多焦？傻傻分不清楚

随着人工晶体植入技术的日益成熟以及白内障手术技术的逐渐优化，这些科学技术的进步使得人工晶体的性能越来越向着接近理想的自然状态下的人类本身的晶状体方向发展。以前人们对于生活和工作的要求不高，因此，对于白内障手术后只要能看得见或者视力比手术之前有所提高就感觉满意了，原来的白内障手术也因此被定义为一种“复明手术”（让患者看得见）。但是现在，随着生活水平的提高，人们在生活中对于视觉的需求也在不断改变，如要白天/夜晚都能开车、看电脑、看电视、做家务、看手机等。因此，人们对于视觉质量的要求和期待也在不断提高，再加上人工晶体性能的不断更新，原先的“复明性”白内障手术已经不能满足人们现在的需求了。白内障手术的理念从原先的“复明手术”逐渐转向现在的新型理念“屈光性手术”（让患者看得清、看得舒服，视觉质量更好），以此来满足不同患者、不同生活场景的视觉需求。

人工晶体多种多样，怎么选择适合自己的人工晶体

“屈光性白内障手术”主要依赖植入多功能的人工晶体，使患者达到清晰的视力状态，从而改善患者原先的近视、远视、散光、老视等。目前临床上比较多见的人工晶体有以下功能和特点。

1. 单焦点人工晶体

早期的白内障手术使用的是单焦点人工晶体，它可以有效地帮助患者提高视力。但单焦点人工晶体只有一个焦点，所以不能像年轻人的正常晶状体那样具有看远、看近的调节功能。患者如果选择看远清晰不戴眼镜，那么看近，比如读书、看报、看手机等，就只能戴上老花眼镜进行辅助了；如果要选择看近清晰，不戴老花镜，

那么看远处，只能戴上近视眼镜。对于已经习惯了戴老花镜的老年人群，或者对于常年戴近视眼镜的近视人群来说，这个问题并不要紧，因为戴眼镜并不改变他们原先的生活习惯，而且单焦点人工晶体性价比也较高。

2. 多焦点人工晶体

近年来逐渐运用于临床，和单焦点人工晶体相比，多焦点人工晶体一般有 2 ~ 3 个焦点。一般来说，日常生活中看东西的需求主要来自三个距离的视力质量：远视力（指 5 米左右距离的视力）、中视力（指 60 ~ 80 厘米的距离，大约是看电脑屏幕的距离）的视力、近视力（指 30 ~ 40 厘米的距离，大约是看书、看手机的距离）的视力。对于有强烈的摘镜需求的患者，即白内障术后既不想看手机需要戴老花眼镜，又不想看远戴近视眼镜的这类患者，可以考虑装多焦点人工晶体，将近视、老花眼连同白内障一起解决。但多焦点人工晶体对患者眼睛的条件有一点挑剔。条件越好的眼睛，越能发挥多焦点人工晶体的优势及其功能。因此，在术前，医师会对患者进行一系列的检查来判断其是否适合装多焦点人工晶体。虽然目前植入多焦点人工晶体的患者术后视力及生活质量都有很大程度的提高，但仍然不能达到人体自身晶状体的调节水平。因此，植入多焦点人工晶体后，首先患者的大脑需要一个学习、适应的过程，理想的远、中、近视力需要 1 ~ 3 个月的训练才能获得。其次，因为多焦点人工晶体的机制是将不同焦距的透镜套嵌在一起，人工晶体上有很多个圆环或者是过渡区，所以某些瞳孔灵敏度稍微欠佳的患者，看近有时会稍微有点吃力，并且有时术后会有一定程度的炫光或者光晕等视觉干扰现象。从事一些特殊职业，例如夜车司机、飞行员，或有心理疾患的人群不适合装多焦点人工晶体。

3. 散光矫正型人工晶体

角膜散光是导致白内障患者术后视力不佳的原因之一，有时会严重影响患者的视觉质量。目前 Toric 散光矫正型人工晶体在临床上得到了越来越广泛的应用，它是将散光矫正和人工晶体的球镜度数相结合，为矫正合并角膜散光的白内障患者提供了一次手术解决两个问题的有效方式，并能保持良好的稳定性。它矫正散光范围广，手术预测性强，术后效果良好且稳定，可显著降低白内障患者术后的残留散光度数，提高患者的远视力和脱镜率。但也不是所有的散光患者都适合植入这类人工晶体，有些角膜上有瘢痕或者圆锥角膜的患者就不是非常适宜。因此，详细的术前检查和评估对于是否能植入散光矫正型人工晶体至关重要。

4. 非球面人工晶体

人工晶体刚问世时，多为球面人工晶体，它是一个等凸双球面的表面设计，存在正球差。虽然它可以提高白内障患者的术后视力，但是由于正球差，患者术后会产生一些视觉上的不适症状，如眩光、暗视力差（夜晚看不清）、客观检查视力好而主观感觉仍旧看不清等情况。那么，随着近年来波前像差检测技术的不断完善、更新，研究发现人眼视觉质量最好的年龄一般为 18 ~ 20 岁，这个时候人眼的球差为零；年轻人的晶状体具有负球差，可以代偿角膜所引起的正球差；随着年龄增长，人眼的晶状体本身的球差也在逐渐增加，它代偿角膜正球差的作用也在逐渐减弱，这种情况会导致患者看东西有虚影、视觉质量下降。如果白内障术后植入之前的传统球面人工晶体，会在角膜本身正球差的基础之上，进一步增加了人眼的总球差。为了解决这个问题，科学家们进一步改进了人工晶体的设计，由此诞生了非球面人工晶体。非球面人工晶体在光学性能上更接近人类自身的晶状体，它通过自身的负球差来补偿角膜产生的正球差，从而提高患者白内障术后的视觉质量，让患者拥有更高的功能性视力。目前临床上也有不同设计的非球面人工晶体，可以根据患者术前检查的角膜像差来进行相应的选择与植入。

5. 蓝光滤过型人工晶体

我们平时接触到的光线主要由紫外线（波长 200 ~ 400 纳米）和可见光（波长 400 ~ 750 纳米）组成，其中紫光（波长 400 ~ 440 纳米）和蓝光（波长 440 ~ 500 纳米）构成了可见光的短波长光线部分。蓝光滤过型人工晶体最早于 1991 年推出，科学家们进行了多项细胞和动物实验发现，短波长光线会造成眼底视网膜的光损伤，因此，市面上常见的蓝光滤过型人工晶体就是在原有人工晶体的材料中加入发色团化物，从而吸收波长为 400 ~ 440 纳米的紫光以及波长为 440 ~ 500 纳米的蓝光，起到对眼底视网膜的保护作用。非常有意思的是，蓝光滤过型人工晶体是为了阻断蓝光（以及紫光）的透过，但它从外观上看是黄色的，因此它被眼科医生戏称为“黄片”。

6. 可调节人工晶体

这一类型的人工晶体属于单焦点人工晶体的一种，是根据人眼的生理性调节而设计的一种新型人工晶体，其功能主要依赖于它特殊的人工晶体襻的设计。理论上，其独特的可伸缩的人工晶体襻让已植入晶状体囊袋内的人工晶体可以随着睫状肌的收缩而使人工晶体光学面前后移动，从而产生一定的调节力，这样的调节力赋予了患者在白内障术后可以看远，又能看近。

研究结果显示，这类可调节人工晶体可以传递晶状体悬韧带和睫状肌的力量，并借助玻璃体的运动使人工晶体向前或者向后移动，获得清晰的远、中、近视力。理论上，当睫状肌在进行调节的过程中收缩时，所有的力将被最大化利用。但是，这类型的人工晶体的调节幅度比较小，在白内障术后的调节能力有限，与理想的可调节人工晶体还有些差距，并且随着时间的推移有所下降，不足以满足人们日常生活的用眼需要，尤其是其后囊膜浑浊加重（也就是我们常说的“后发障”）的现象比普通人工晶体更加明显。白内障术中植入可调节人工晶体对于患者的眼部要求和手术技巧要求都非常高，它的价格也比较昂贵，在临床上广泛应用还需要时间。目前，可调节人工晶体的应用仍然缺乏大样本量和长时间的临床研究结果的有效支持。

尽管人工晶体的类型有多种多样，但不是每位患者都适合功能性的人工晶体。因此，患者在手术前需要进行完善详细的眼科检查，经过专业眼科医生的全面评估后，和医生以及患者家属沟通商讨人工晶体的选择。

第六节　飞秒不只是一种单位

白内障位居全球三大致盲眼病之首，手术治疗白内障是目前唯一有效的治疗方式。尽管传统白内障超声乳化吸除手术可以为患者提供一个良好的术后视觉效果，但是随着白内障手术技术不断进步以及广大患者对手术要求的不断提高，越来越多的患者期望获得更高的视觉质量和接受更小的创伤，与此同时，白内障手术的治疗效果也取得了很大进展。飞秒激光辅助白内障手术是近年来最重大的突破之一，可以使白内障手术更精准、更安全，达到更加理想的术后效果。

飞秒是多少秒

飞秒（femtosecond）也叫毫微微秒，简称fs，是标衡时间长短的一种计量单位。1飞秒只有1秒的一千万亿分之一，即1^{e-15}秒或0.001皮秒（1皮秒是1^{e-12}秒）。即使是每秒飞行30万千米的真空中的光，在一飞秒内只能走300纳米。可见光的振荡周期为1.30 ~ 2.57飞秒。极短时间的激光脉冲称为飞秒激光，而极短时间的分子振动的检测为飞秒检测，极短时间的物理过程为飞秒物理，在各个科学领域，飞秒时间段正成为研究热点。

飞秒激光是指一种以脉冲形式运转的红外激光，持续时间非常短，只有几飞秒，它比利用电子学方法所获得的最短脉冲要短几千倍，是人类在实验条件下所能获得的最短脉冲。其优点是瞬间功率非常高，可达到百万亿瓦，比全世界发电总功率还要多出百倍；飞秒激光对透明介质有很强的穿透性，聚焦精确性极高，能聚焦到比头发的直径还要小的空间区域，使电磁场的强度比原子核对其周围电子的作用力还要高数倍。

在医学领域中，飞秒激光可作为超精密外科手术刀，已经成功地应用于眼科领域，在准分子激光治疗近视眼中用于制作角膜板层瓣，以及其他角膜手术。近年来，飞秒激光技术又逐渐在白内障手术中得到运用。

无刀手术——飞秒激光辅助白内障摘除手术

飞秒激光辅助白内障摘除手术（FLACS）又被称为“无刀手术”。这种手术方式主要利用计算机辅助技术，根据每一位患者自身的眼部情况，个体化设定手术参数，由电脑系统进行数字化控制，通过计算机精密计算准确定位，然后应用飞秒激光设备发射激光能量代替以往的医生手工制作白内障的角膜切口，完成晶状体前囊膜的撕囊步骤，应用激光能量将白内障的核做预分割处理，然后手术医生再使用传统的超声乳化技术对白内障进行吸除。

这种手术方式是利用计算机辅助定位设计手术切口以及撕囊步骤，利用飞秒激光可使透明角膜切口精确定位，制作三平面切口，切口立即闭合，弥补了人工切口潜在的不稳定性，减少角膜后弹力层脱离、切口渗漏、低眼压、虹膜脱垂、眼内感染等切口相关并发症，降低手术源性散光的个体差异，术后复原更为迅速。

如果是角膜缘松解切口，可联合对手术散光的控制进行组合设计矫正散光，降低手术源性角膜散光的个体差异。如果是环形晶状体前囊膜切开，正圆形的撕囊口大小可控，并且具有良好的居中性，减少人工晶体术后偏中心或者倾斜的可能性，理论上术后屈光状态更加稳定，减少光晕、球差和慧差，使植入功能性人工晶体可预测性更强。而散光矫正型人工晶体标记囊膜利用飞秒激光在晶状体囊膜上制作标记永久存在，并且更加精确。预劈核操作利用飞秒激光将白内障的核切割成多个小块状，可降低之后白内障手术的机械操作及超声能量，缩短超声乳化的时间，减少超声能量对角膜内皮的损伤，使得手术整体安全性提高，术后视力恢复更快。这些技术能优化人工晶体的位置和术眼的屈光状态，大大提高白内障摘除手术的准确性、有效性及安全性。

研究显示，相对于传统超声乳化白内障吸除手术，飞秒激光辅助白内障摘除手术术中使用的超声时间更少、超声能量更低，可减少角膜内皮细胞丢失，减轻角膜水肿，并在撕囊质量方面显示出优越性，在术后可获得更好的视觉效果。这种手术方式对于想要植入散光矫正或者老花矫正等功能性人工晶体的患者尤为适合，能更精确地解决患者散光、近视、老花眼、白内障等问题。缺点是手术设备和费用比较昂贵，手术时间相对较长。

另外，由于飞秒激光设备对于眼部衔接、组织的透明性、手术眼睛的固视能力和患者配合度等要求比较高，因此，致密的角膜白斑、营养不良、角膜瘢痕及严重老年环；睑裂狭小、眼球震颤、手术中无法保持固视、瞳孔小于6毫米、虹膜有粘连等情况为手术的绝对或相对禁忌证。青光眼、视网膜缺血性疾病以及视神经疾病等为相对禁忌证。

第七节　开完刀我的视力就能达到1.0了吗

白内障患者做手术前最关心的问题，肯定是开完刀之后自己的视力能恢复到多少。很多人问：“医生，开完刀我的视力能恢复到1.0吗？”

白内障都开好了，为什么还是看不清呢

白内障是一种常见的眼部疾病，通过手术治疗，大多数患者的术后矫正视力会得到明显的提高，很多患者都能达到0.8以上。不过，也有部分患者术后仍旧觉得看东西不清晰，这是怎么回事呢？

其实，这个问题不能一概而论，根据科学家的研究，主要有以下几个原因。

1. 手术眼本身的情况

我们常常把人的眼睛比喻成一架优质的数码照相机，晶状体相当于镜头，瞳孔是光圈，视网膜则是照相机的胶卷底片，成像质量依赖于照相机各个零件的互相配合。白内障手术更换的是眼睛这台相机的镜头部分，但是如果除了“照相机镜头”以外的零件出现了相应的问题，如眼底视网膜这个“传感器”存在病变，那么即使手术再成功、再完美，植入的人工晶体再高端、功能性再强，也无法获得理想的术后视力。比如患者的角膜上原来已经有角膜白斑的存在，影响外界光线穿过角膜进入眼球内部，无法产生清晰的图像；抑或是患者的眼底视网膜上出现了病变，尤其是最敏感、最重要的黄斑部出现了疾病（如黄斑出血、黄斑裂孔、黄斑变性等），就会对白内障术后视力产生很大的影响。因此，白内障手术并不一定能够使视力完全恢复，但是大多数人能够获得很大程度的改善。

2. 角膜的散光

白内障的手术切口一般比较小，常为 3 毫米以下。但尽管角膜切口已经非常微小了，由于切口位置的影响，白内障术后角膜弯曲度仍会受到影响，从而发生一定程度的改变，由此造成角膜上散光的增加，影响患者白内障术后的视力。一般来说，白内障术后 3 个月左右，角膜上的切口可以长好，等到切口愈合了，角膜上的散光度数也就稳定了，那个时候可以进行验光，确定最终的散光度数，配镜矫正。

3. 人工晶体自身的局限性

正常的晶状体具有调节功能，但如果白内障手术时植入的是单焦点人工晶体，那么它的单一焦点就是固定的，只能使人眼在一定距离内看清物体，要么看远清晰、看近戴老花镜，要么看近清晰、看远戴近视眼镜。因此，由于单焦点人工晶体自身设计的局限性，患者如果想要获得清晰的视觉感受，就需要配戴眼镜来获得。

4. 人工晶体的测量误差

由于每个人眼球的大小、前后径等参数不一样，白内障手术中植入眼内的这个人工晶体的度数也就各不相同。在白内障手术之前，眼科医生会对患者的手术眼及对侧眼进行详尽的专业检查，其中就包括了对于人工晶体度数的测算。在计算人工晶体度数之前，需要先测量患者手术眼的角膜曲率／直径、前房深度、眼轴的长度等。目前临床上测量人工晶体度数的大多数是利用 IOL-Master 或者其他类似的光学测量设备。

但是如果患者的白内障比较严重、病程比较久、晶状体核比较硬，那么有可能这些光学测量设备无法精确测量出患者手术眼的眼轴长度，也就无法计算出最终的人工晶体度数，这就需要借助 A 超等设备来进行眼轴的测量。由于 A 超是通过测量者手工测量的，那么如果在测量过程中超声探头压陷了角膜，就会使 A 超测量得到的眼轴数值偏小，从而造成最终计算得到的人工晶体度数不准确，影响了患者术后的屈光状态和视觉质量。

另外，有些患者术眼比较特殊，如之前做过玻璃体切割联合硅油填充术的患者，或者年轻时做过近视激光矫正手术的高度近视眼长眼轴／高度远视眼短眼轴的患者。尽管对于这类患者，目前测量人工晶体度数时会对计算公式进行相应的优化，但由于当前生物测量技术的局限性，仍旧有可能产生人工晶体度数计算的误差，导致术后的屈光状态改变，但这类误差大多可以通过术后验光配镜来矫正。

5. 其他手术并发症

由于白内障的高发病率以及目前白内障手术的普及性，所以很多时候大家都会认为白内障手术很简单，三五下就做好了。其实白内障手术是一个非常精细、复杂的显微手术，需要手术医生的手、眼、脚、耳以及大脑的多重配合才能完成。既然是手术，那么难免会产生一些手术并发症，如眼压增高、眼内出血、眼内感染、眼底黄斑水肿等，从而影响患者白内障术后的视力。由于目前手术设备仪器的不断完善、医生手术技术的不断娴熟，这些并发症的发生率已经越来越低了。即使出现，只要及时采用相应的药物治疗或者干预，大多数患者的视力都能逐渐恢复。

综上所述，如果白内障患者的术后视力没有提高或者提高得不多，先不要着急，正确的做法是及时到正规的眼科医院就诊，请专业的医生协助找到视力欠佳的原因，然后采取相应的治疗或者干预措施。

第八节　开完刀，原来的眼镜还能用吗

有一天，门诊有一位 70 多岁的老大爷一大早就气鼓鼓地跑进来说："医生，我开刀前不用戴老花镜的，现在开完刀怎么又要戴老花镜才看得清了呀？"仔细询问后我们才发现：原来老大爷年轻的时候视力很好，年纪大了出现老花眼，最近几年看远越来越不清楚，但是看书、看报反而不用戴老花镜了。这次做完白内障手术后，老大爷觉得看远非常清晰，最佳矫正视力达到了 1.0，但是看书、看报又要戴上＋ 2.50D 的老花镜了。那么，这是怎么回事呢？

为什么做好白内障手术后还要戴眼镜

在白内障的发展过程中，一部分白内障的浑浊首先是从晶状体内部的核开始，核密度增加，中央部的屈光力增大，就产生了屈光性近视，患者的近视度数就会有所加深。同时，这部分屈光性近视度数可以抵消掉一部分老花眼的度数，因此有些患者得了白内障后，他的老花眼度数反而减轻了。但是随着白内障的不断发展，患者晶状体浑浊加重，远视力和近视力都不断下降，靠戴眼镜也无法矫正

视力了，最终需要进行白内障手术治疗。

因此，之前老大爷在开刀前不用戴老花镜，其实是白内障在进展的缘故。后续，由于考虑性价比，老大爷选择植入的是单焦点人工晶体，术后老大爷看远非常清晰，最佳矫正视力达到了 1.0，但是看书、看报这样的近距离就要戴 + 2.50D 的老花镜了。

做白内障手术后，还能戴原来的眼镜吗

由于人工晶体是一个具有一定屈光度数的“镜头”，可以理解为“在眼睛里装一个眼镜片”。既然是镜片，那么就有度数的区别。通常，我们建议患者术前与术后的戴镜习惯尽量保持一致，不改变。也就是说，如果患者在白内障手术前是看远处不用戴眼镜、看近处才需要戴老花镜，那么在考虑人工晶体度数时尽量维持患者原来的戴镜习惯，保证看远清晰、看近戴老花镜。但是，由于人工晶体的测量误差、单焦点人工晶体缺乏调节功能等局限性的原因，可能患者术前的老花度数和术后的老花度数不相同，这需要患者在白内障术后 3 个月后重新验光配镜。

同样的道理，如果患者在白内障手术前是一位高度近视患者，平时看远处需要佩戴高度近视眼镜，看近处反而要把近视镜脱掉，那么在考虑人工晶体度数时，尽量维持患者原来的戴镜习惯，一般可以给患者术后预留 200 ~ 300 度近视，这样患者在术后看远只需要配 200 ~ 300 度近视眼镜（患者看远戴镜的习惯和原来一致）、看近时 200 ~ 300 度近视正好可以抵消老花眼度数（患者看近不需佩戴老花镜，习惯也和术前一致），但是这样一来，患者术前的近视眼镜就不能再继续沿用了，因为近视度数产生了变化，同样也是在白内障术后 3 个月后重新验光配镜。

当然，以上这些情况都是建立在植入的是单焦点人工晶体的基础上。目前临床上越来越多的患者看远和看近不想戴眼镜，因此，多焦点的功能性人工晶体逐渐应运而生，随着多焦点人工晶体的临床应用逐渐增多，术后配镜的烦恼也会越来越少。

第九节 白内障开掉了，还会再长出来吗

我们经常在门诊会遇到患者询问："医生，白内障手术做好了，以后还会得白内障吗？"白内障患者之前由于晶状体的浑浊，长期遭受因视线模糊而影响日常生活的困扰和痛苦。对于患者担心的白内障手术后是否会再次长出"新的白内障"的问题，我们还需要从什么是"后发性白内障"来了解。

什么是后发障

一部分患者在进行了白内障摘除手术后，会出现后囊膜的浑浊，这种情况被称为后发性白内障，简称后发障。一般是残留的晶状体皮质或者晶状体上皮细胞增生形成的，这是白内障手术后的常见并发症。成人患者发生的概率为30%~50%。后发性白内障的发生率与患者的年龄相关性比较大，患者的年龄越大，发生率越低；儿童由于其晶状体上皮细胞增殖能力非常强，因此得后发性白内障的概率几乎是100%。

在白内障手术的发展早期，最开始的白内障囊内摘除术是需要把整个晶状体完整地去除，也就是说术后眼睛内是没有任何晶状体残留成分的，当然也不可能再次长出后发性白内障。但是这种手术方式由于术后并发症较多，对患者的视力及生活质量影响较大，目前已被淘汰了。目前临床上常用的两种白内障手术方式是白内障超声乳化吸除术和白内障囊外摘除术。它们通过小切口将浑浊的晶状体核以及晶状体皮质吸除，但是术中保留了晶状体的囊袋和后囊膜，并在囊袋内植入了人工晶体，使患者恢复了正常视力。一般而言，白内障是不会再生或者复发的，手术中保留的晶状体囊袋以及后囊

膜都是透明的，并不会影响视力。但是，随着时间的推移，在白内障术后几个月或者几年之后，少量残留的晶状体前囊膜或者赤道部的上皮细胞发生增生、分化，向后囊膜移行并且纤维化，导致原本透明的后囊膜变得浑浊，影响患者的术后视力，使得患者在白内障术后原本已经恢复的视力再度下降，这个过程就是后发性白内障的发生，但它并不能称为白内障的再生。

晶状体上皮细胞是晶状体中具有增殖与分化能力的细胞，它形成晶状体纤维，年龄越轻，细胞的活性就越强。这部分上皮细胞主要分布于晶状体前囊膜以及囊袋的赤道部，后囊膜上本身是没有的。在白内障超声乳化吸除手术以及白内障囊外摘除手术中，手术本身是一种创伤刺激，会促进晶状体上皮细胞的增殖活性，上皮细胞发生增殖、分化、移行，导致后囊膜浑浊。另一方面，晶状体上残留的皮质以及白内障手术后的炎症反应也可能造成纤维组织沿着后囊膜发生增殖。因此，为了预防后发性白内障的发生，白内障手术中需要尽量不留或者少残留晶状体皮质，手术操作要尽量轻巧，减少术后眼内炎症反应。

得了后发性白内障之后，患者主要的表现为手术眼的视力再次发生下降。眼科检查可以发现晶状体的后囊膜发生浑浊并且增厚，年轻的患者可以看到后囊膜表面泡沫状弹珠样小体，称为 Elschnig 珠。

得了后发障，该怎么治疗

非常遗憾的是，目前还没有完全防止晶状体后囊膜浑浊发生的有效措施。白内障手术方式的改进、手术中尽可能地清除白内障的皮质和上皮细胞、人工晶体材料以及设计的改良、抑制上皮细胞增殖药物的预防性应用以及细胞凋亡的调控等都是目前临床上预防后发性白内障的研究方向。

那么，如果患者遇到后发性白内障的发生，它的治疗相对比较简单。

1. 激光后囊膜切开术

利用 Nd：YAG 激光可以安全地在晶状体浑浊的后囊膜上进行

切开，这是临床最常见的后发性白内障治疗方法。这个治疗手段只需要在门诊预约进行操作即可，一般是不需要住院治疗的。这个治疗方法的适应证是白内障手术后出现了影响患者视力的晶状体后囊膜浑浊。但是，对于一些角膜上存在妨碍观察晶状体后囊膜、患者头部及全身无法控制的抖动、患眼无法固视、患眼已存在黄斑水肿、眼部有活动性炎症，以及患眼发生视网膜脱离等高危因素的这些患者，则需要谨慎选择进行激光操作治疗。

Nd：YAG 激光的操作方法也比较简单，先予患者滴扩瞳滴眼液，然后在表面麻醉下利用 Nd：YAG 激光在浑浊的晶状体后囊膜上击射出一个和患者瞳孔大小一致的切口。Nd：YAG 激光术后，大多数患者需要局部滴一些扩瞳滴眼液以及激素类滴眼液，减轻 Nd：YAG 激光术后眼内的炎症性反应。Nd：YAG 激光比较常见的并发症为眼压一过性增高，一般只需要局部点降眼压的滴眼液几天，控制眼压即可；也有患者觉得 Nd：YAG 激光术后眼前出现漂浮的黑影，这可能是 Nd：YAG 激光术击射下来的晶状体后囊膜，一般不需要特殊处理，过一段时间可自行吸收。

2. 手术切开晶状体后囊膜

一般有两种方法，一种是可以在行白内障手术的同时在后囊膜的中央部做一个圆形的切口，这样即使白内障术后后囊膜上发生浑浊，也能保证患者手术眼的瞳孔区中央不存在影响视力的后囊膜浑浊，不影响患者术后的长期视力。这类手术一般在幼儿的先天性白内障手术中比较多见，儿童的晶状体上皮细胞增殖能力非常强，得后发性白内障的概率则几乎是 100%。

但是，这类手术比较容易损伤眼内玻璃体的前界膜，继而导致玻璃体的脱出、眼底的黄斑囊样水肿以及视网膜脱离等并发症。因此，选择这种手术方式时需要谨慎，术中小心操作。另外一种手术方式就是在发生后发性白内障时再进行一次手术，将晶状体的浑浊后囊膜切开，这样的手术风险还是要比一次手术的小，这种方式在没有 Nd：YAG 激光机械设备的地区以及患者浑浊的后囊膜过厚过于致密、人工晶体与浑浊的后囊膜之间贴服过紧时可以采用。

Chapter Five 第五章

金贵的镜头要好好保护

白内障术后怎么吃有助于康复？
要不要戴上墨镜防护？
重置之后并非万事大吉。

第一节　吃点啥补一补

在病房，做完白内障手术的患者经常会拉着我们询问：“医生，我做完白内障手术了，需要吃什么补一补吗？”“吃什么东西才能让伤口长得快一点、牢一点呀？”“有什么东西需要‘忌口’的吗？”“我口味一直是比较重的，那么现在辛辣的可以吃吗？”“海鲜可以吃吗？”……

在传统的观念里，去医院做手术是一件非常大的事情，手术切口大，创伤大，恢复时间久，因此，手术后需要好好休养、好好进补。如果患者实行的是白内障囊内摘除手术，这类手术切口确实是比较大的，手术后患者除了避免不必要的剧烈运动以保证手术切口的早日愈合之外，饮食上最好可以食用一些易于消化的半流质或者软食。饮食时不宜过快或者过急，饭菜不宜过凉或者过热，要营养均衡，可口。患者要注意饮食卫生，避免引起肠胃不适，出现剧烈的恶心、呕吐等症状。急剧增高的腹压可能会引起眼部伤口崩裂，造成愈合不良。

随着科学技术日新月异地发展，白内障手术方法也在不断改良，从大伤口的白内障囊内摘除手术逐步过渡到微小伤口的白内障囊外摘除手术以及白内障超声乳化吸除手术。白内障手术切口已经可以缩小到3毫米，甚至更小，这也就是当下倡导的“微创手术”。正因为这类白内障手术伤口小，对于眼内的扰动也比较小，术后即可以正常饮食了。

白内障手术后，饮食方面有哪些需要注意

患者必须要注意饮食卫生，保持和平时一样的进食量和进食习惯就可以了，不必要特意地增加营养补品之类的。要注意避免食用难以咀嚼的、比较硬质的食物，避免食用辛辣刺激的食物，避免吸

烟酗酒。

在康复期间，患者的饮食宜清淡，蛋白质可以稍微丰富一些；不宜偏食，甜味的饮食不宜过多。可以适当选择一些瘦肉或者鲜鱼熬汤，既富含营养又能够增进食欲，可以让患者很快康复。患者饮食不宜过于精细，术后大多数患者常常会以高蛋白、高能量的饮食为主，但是他们往往忽略了各类维生素的摄入。因为身体的修复是需要各种各样的营养物质的，尤其是粗纤维物质，对于需要术后卧床休养的患者，粗纤维物质可以起到促进胃肠蠕动的作用，这样患者才能保持大便通畅，所以白内障术后患者的饮食中还需要搭配一定量的蔬菜，绿叶菜更优。

白内障术后患者可以食用一些清淡滋补的食物，如红枣粥及新鲜蔬菜等。伤口的愈合需要合理充足的营养，尤其是一些优质蛋白质，锌、铁等微量元素，B 族维生素，维生素 C 等，都是伤口愈合的必要的营养物质。鸡鸭等禽类、猪牛羊等畜类、鱼类、蛋类、牛奶等动物性食品都是富含优质蛋白质的食物，同时也富含微量元素和各类维生素等，这些都有利于伤口的修复。水果中富含各类维生素、矿物质、微量元素及纤维素等物质，特别是苹果、橙子、草莓、枣类等，能够促进胶原形成，有加快伤口愈合的功效。

在祖国传统医学中认为：白内障主要是人体的肝、脾、肾这三个脏器的功能失调所导致的，气血亏损、晶状体营养不良。那么，根据这一理论，患者可以选择一些具有养肝、健脾、补肾功效的食物，例如芹菜、刀豆、芋艿、土豆、莲藕、笋类、山药、黑芝麻、胡桃仁、黑米、枸杞子、包菜、蘑菇、木耳、胡萝卜、冬瓜、黄瓜、山药、扁豆、豌豆、空心菜、西红柿、葡萄、山楂、鱼类、蛋类等。

糖尿病患者在白内障术后的饮食注意要点

糖尿病患者的白内障很多是由于晶状体内葡萄糖浓度过高、糖代谢紊乱，从而导致的晶状体浑浊进展加快。那么，糖尿病患者们在白内障手术前后都需要坚持进行饮食控制，控制糖类食品的摄入量，不能过度滋补，否则会破坏原来的控糖饮食计划。要戒烟、限酒，高胆固醇类食物亦要少吃少饮、控制摄入量。

如果糖尿病患者们好不容易在白内障手术之前通过饮食控制把血糖给降下来了，让白内障手术得以顺利进行，但是白内障手术成功之后，如果过度滋补、血糖控制不稳定，会不利于手术切口的恢复、伤口愈合延迟。因此，这类患者的术后饮食控制是万万不能忽视的。

在控制血糖的过程中，我们也不能矫枉过正、盲目追求血糖达到“手术标准”。因为过度节食、用药，不仅达不到目的，反而可能引发低血糖，甚至可能发生低血糖性昏迷，所以控制血糖需要的是长期、稳定，防止短时间内血糖降低过快、过多。1 型糖尿病患者需要特别注意这点。

白内障术后需要“忌口”吗

“忌口”就是得了某些疾病之后不宜食用某些食物，如果摄入某些食物，原来的疾病就会加重，造成不良的后果。在中医、中药里，确实非常重视对于疾病的“忌口”，对于眼部疾病的“忌口”也有记载。如对于有红、肿、热、痛等症状的眼部炎症性疾病，需要禁食“发食”。

“发食”又称为“发物”，是指可能会使疾病急剧发作的食物，例如羊肉、竹笋、芒果、海鱼、虾类、蟹类等动物性食品，竹笋、芥菜等蔬菜，葱、姜、蒜、韭菜、辣椒等刺激性食物。按照中医的理论，如果不慎食用的这些食物，眼部炎症性疾病就会急剧发作，红、肿、热、痛等症状加重。

同时，中医理论里还非常注重食物与食物之间、食物与药物之间的配伍禁忌，例如鸡肉和黄鳝、茯苓和醋、蜂蜜和葱等。“忌口”的问题固然重要，但是也不能矫枉过正，什么都不敢吃会导致术后营养失衡、营养不良。不应“忌口”的，就不需要“忌口”了，如果需要“忌口”的，也可以改进食其他食物，补充人体正常的营养需求，避免造成营养不良。

白内障术后的患者需要避免过多摄入哪些食物

1. 脂肪含量过高的食物

例如人工脂肪、人造黄油、动物脂肪、油炸食品等，因为这些食物可能会加速晶状体的氧化反应，引起晶状体的浑浊，导致白内障的进展。

2. 富含乳糖的乳制品

例如全脂奶粉、奶油、奶酪、冰淇淋等，这些食物中含有乳糖，通过乳糖酶的作用，分解成半乳糖，有一部分人对于半乳糖代谢能力比较弱，即乳糖不耐受。另外，半乳糖会干扰奶制品中维生素 B_2 的利用，使其沉积在老年人的晶状体上，晶状体蛋白质容易发生变形，导致晶状体透明度降低、浑浊，加重白内障的进展。

3. 部分调味料

澳大利亚的学者研究发现，大量食用钠盐的人增加了罹患白内障的危险，消费最高量钠的人，比消费低水平钠的人，患白内障的概率增加两倍。研究人员调查了 3 000 名 49 ~ 97 岁的成人，并要求他们填写了一份食物问卷。其中，160 名患者患有中晚期的白内障，970 人患有与钠无关的其他类型的白内障。研究小组还发现，摄取高剂量盐的人除了易患白内障，还易患糖尿病、高血压，这可能是由于人体内摄入过量的钠盐，导致体内微量元素失衡，间接导致高血脂、高血糖，引发后囊下白内障的发生。

不仅从调查中可以发现盐的摄取与白内障的关系，在以往动物和人的试验中也记载着盐和白内障的关系。另外，还有一些酱油、味精、鸡精、豆瓣酱等调料中也含有过量的钠，10 毫升的酱油就含有 1.6 ~ 1.7 克的盐，因此，患者在围手术期要注意控制这些调味料的摄入。

白内障手术一般是局部麻醉下进行的，患者术后一般不需要像全身麻醉后那样禁食、禁水数小时。白内障局部麻醉手术之后，患者进食的时间可以在术后 2 小时后进行，不宜过早、过急。刚刚开始时，患者可以少吃一点，控制进食量，待逐步适应后再逐步增加，每顿饭以八成饱为宜。手术后的食物尽量保证营养均衡丰富、易于消化。对于年老体弱的患者，家属可以准备一些易于消化的软食。对于身体状况较好的患者，在病情稳定好转之后，可以给予正常的普通饮食。

第二节　防火防盗，防外伤

白内障手术目前是临床上非常成熟的眼科微创手术，一般白内障手术切口选在“白眼珠”和“黑眼珠”交接的地方，透明角膜切口 3 毫米甚至更小（2.2 毫米或者 1.8 毫米），切口截面一般为 2～3 个，所以手术器械退出眼内后，白内障的切口一般会自行密闭，不需要另外缝合。此外，由于手术切口位置的特殊性，术后切口位置也不太容易引起出血、产生瘢痕等情况。

白内障手术的伤口需要多久愈合

虽然白内障手术的创伤很小，并且手术的切口也是微创的，但是患者们也不宜掉以轻心，毕竟眼球还是我们人体中比较娇嫩、金贵的组织器官。一般白内障手术伤口要 1 个月左右才能长好，3 个月左右完全稳定，这主要是和眼球伤口的愈合过程有着密切的关系。伤口的愈合一般可以分为三个阶段。

1. 炎性阶段

第一个阶段是白内障伤口愈合的炎性反应阶段，这个阶段是人体对于伤口作出应激反应，并且调整伤口愈合活动的过程。人体眼球受到创伤之后在数小时之内便出现炎症反应，这些最初的人体应激反应开启了一连串的后续人体生物分子的相互作用，反应刺激人体的触发中心。如果白内障术后，患者及家属对于手术切口护理得当的话，那么这个过程可能为48小时左右，否则就会有所延长。

2. 增生阶段

第二个阶段可以称为增生期，这个阶段是人体受到应激之后，身体促进组织再生的过程，这个阶段一般是在人体受到创伤48小时之后开始的，伤口不断从边缘向中心移动缩小，2～3周内成纤维细胞快速产生，胶原蛋白合成，伤口的牵拉能力大幅度提高，促进伤口创面进一步缩小愈合。

3. 变异阶段

最后一个阶段也被称为再塑形期，这个阶段在术后3周左右开始。在这个阶段，成纤维细胞数量逐渐减少，而胶原蛋白分子继续增多、生成，形成黏附，通过增加胶原蛋白分子之间的交叉再塑形，从而增强伤口强度。可能由于局部的张力作用，成纤维细胞迁移并且和紧绷的条纹平行，重新组合，从而使得伤口更加牢固。

上述的三个伤口愈合阶段可能是相互交错的，但一般是连续发生并且相互影响的。

目前临床常用的白内障超声乳化吸除手术，手术伤口比以前要小很多，恢复起来速度也比较快，患者的不适感大大减少了。但是，不管手术伤口有多么的微创，都是需要一定时间来修复、愈合的。一般术后一周左右可以达到手术伤口的初步愈合。

白内障术后有哪些注意事项

对于白内障术后的患者，医生一般会在患者出院时提醒他们术后尽量在家里多休息，特别是年龄较长的患者，本身可能已经行动不便了，再加上刚做完手术，可能还戴着眼罩或者眼睛蒙着纱布，影响行动，更加容易磕着碰着，导致外伤。因此，家属一定要照顾好老年人的术后起居生活，防止外伤。

另外，患者也尽量避免做一些剧烈动作，如某些需要突然发力的动作，如提拿重物、抱孩子、搬抬物件等。还要避免做以下的动作，如长时间弯腰捡东西、下蹲，低头穿鞋等。如果患者术前就有慢性咳嗽，或者长期便秘的习惯，那么术后患者要及时采取必要的改善措施，譬如服用一些止咳类药物控制咳嗽、多吃些容易消化的食物、应用缓泻剂和开塞露等，避免突发的剧烈咳嗽以及如厕时候的用力过猛。

以上这些动作都会造成患者的腹压突然增加，导致手术伤口的崩裂，引起术后伤口的愈合不良，甚至还有可能导致人工晶体的移位、偏斜等情况。

还要注意，患者术后如果需要洗头、洗澡，过程中应保持术眼干燥，不要让脏水流入眼内；术后千万不要用手揉搓眼睛，避免摩擦和碰撞。一般待白内障术后 3 个月，即再塑形期接近尾声之后，眼部伤口已完全愈合、稳定，这个时候患者就可以放心进行运动和劳作了。

白内障术后可以下厨吗

现在临床研究普遍认为，只要患者术后恢复良好，没有眼部炎症或者其他并发症，那么在白内障手术后 2 ~ 3 周就可以下厨了。但是，不建议患者在术后搬动很重的厨具，如装满汤的炖锅，或者厚实的铁锅等，待术后 3 个月伤口完全恢复了，再操持家务也不迟。

另外，还需要注意的是，白内障术后患者在厨房做饭或者烧水的时候，有可能会遇到滚烫的水蒸气熏到眼睛或者油烟会溅到眼睛，切洋葱、大蒜等刺激性食物时也会因为刺激性气体而熏得流眼泪，这些伤害可能直接损伤眼球表面，延迟白内障伤口的愈合过程，抑或刺激眼部周围脆弱的组织皮肤，这同样会影响白内障手术切口的修复过程。

因此，患者如果不得不在术后烧饭、做菜，可以在下厨时打开抽油烟机，佩戴护目镜或者普通框架眼镜，采取必要的防护措施。即使不是刚做完白内障手术的患者，在做家务时可以采取这些防护措施，同样可以起到保护眼睛、防止受外伤或者加重原有的眼部疾病的作用。

开好白内障了，我可以在家带宝宝吗

一些年纪大的患者着急做白内障手术是为了做完后能更好地在家中带孩子。这里需要提醒大家的是，白内障术后患者应尽量多休息，而带孩子却是一件非常消耗体力和精力的事情。孩子们在成长过程中难免哭闹，长辈们会习惯性地抱起他们来哄，而抱孩子这个动作则会增加患者的压力，容易引起白内障手术切口的崩裂、人工晶体移位等情况。

同时，患者做好白内障手术之后，在日常生活中和孩子嬉笑打闹时，还要注意不要被孩子的小拳头或者小手指无意中戳到做过手术的眼睛。

第三节　墨镜戴起来，造型凹起来

在做完白内障手术第二天，给患者揭开眼前的纱布时，听到最多的一句话就是：“啊哟，医生，好亮哦！”有些患者会惊喜于术后再次重获光明，但也有一部分患者会觉得白内障术后纱布拿掉一下子太亮了，和之前朦朦胧胧的世界不太一样，有点不太习惯。

戴墨镜帮助患者更好地适应外界光线

由于原来浑浊的晶状体常常为黄色，甚至是棕色的，所以患者在白内障手术之前看东西不仅是朦胧模糊的，而且看出来整个世界的颜色是泛黄、失真的。而在白内障手术中，重新植入的人工晶体大多是透明、清澈的，和之前浑浊的晶状体完全不同。

由于白内障的遮挡，患者眼球内部获得的外界光线比较少。长时间白内障的患者甚至可能已经适应了比较昏黄、暗淡的生活状态。而植入人工晶体之后，外界的光线会更多地通过这枚透明清澈的人工晶体进入患者眼睛内部，这对眼底视网膜以及眼球内部的结构可能会造成一些小小的刺激。有一部分白内障患者手术之后会觉得看到的世界一下子变得好亮，有点怕光，不习惯。

因此，白内障手术结束之后，如果患者在术后初期短时间之内出现了畏光，觉得外界太亮，需要眯眼睛看东西等情况，可以佩戴太阳眼镜来过渡、适应，但是佩戴的太阳眼镜的颜色不宜过深，选择浅色的即可。在外界太阳直射的情况下可以尽量避免外出，或者外出时佩戴太阳眼镜以及戴有帽檐的帽子遮阳防护，避免过强的外界光线对眼底视网膜以及眼球内部其他组织造成刺激和影响。佩戴太阳眼镜也能防风沙以及其他异物的不慎入眼。待患者完全适应了新的人工晶体带来的光明之后，可以相应地减少佩戴太阳眼镜。

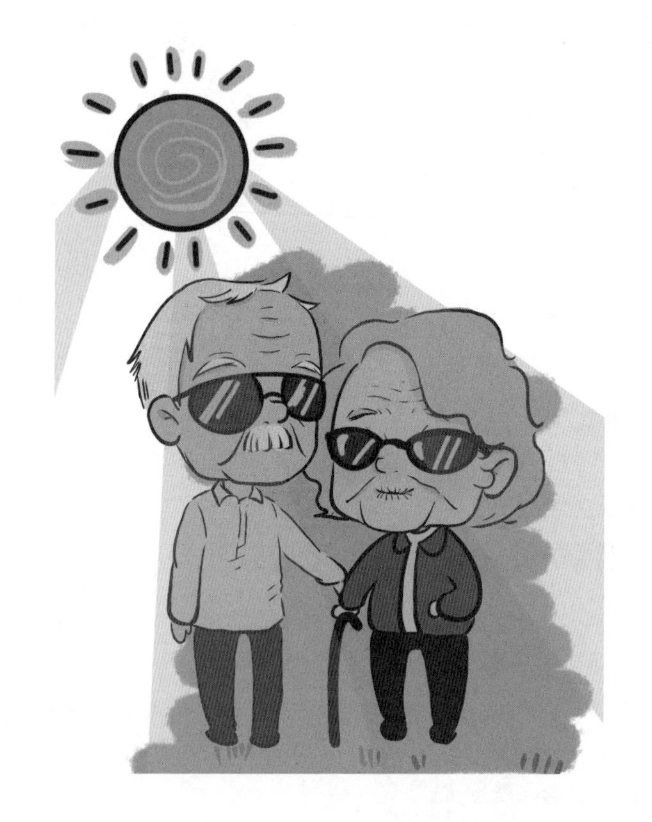

戴墨镜能延缓白内障的进展

不仅仅对于白内障手术之后的患者，对于已经得了白内障要延缓其进展的患者，在户外佩戴太阳眼镜也是比较好的方法。我们知道过度暴露于强烈的日照以及紫外线会引起皮肤的光老化现象的发生，殊不知，它们同样会对眼睛造成无法估量的伤害。医学研究已经证实，强烈的阳光和过度的紫外线照射都是白内障发生、发展的重要危险因素，并且年龄越大，白内障发生、发展的危害性也就越大。这就是为什么越靠近赤道的地区或者日照量很多的高海拔地区，有着较高的白内障发病率。世界卫生组织统计表明，每年约有一千六百万人因白内障导致失明，其中大约20%的患者与过度暴晒在太阳下、长期接触阳光有关。

眼睛接触阳光中的紫外线时，首先紫外线会被眼球表面的角膜吸收一部分，然后射入眼内接触晶状体，大部分紫外线被晶状体吸收，但是仍旧有大约1%的紫外线会穿过晶状体到达眼底视网膜。当我们长时间地暴露在烈日下，眼睛会产生异物感，角膜会发生充血等炎症反应，时间久了，晶状体就会慢慢发生浑浊，尤其是晶状体的皮质以及后囊部位的浑浊，出现视力下降、视物模糊，最终导致白内障甚至失明。

紫外线主要的来源是户外强烈的阳光，其次是日常生活中的电子设备，例如电脑、电视等。随着近年来，环境污染越来越严重，地球周围的臭氧层被不断破坏，外界紫外线越来越强，因此，对于这些紫外线造成的眼部影响要引起足够的重视，预防和保护措施非常重要。预防白内障的发生、发展，要避免紫外线的直接照射，比如每天中午十点到下午两点之间一般是户外阳光最强烈的时候，特别是在炎炎夏日，这段时间最好减少外出，或者缩短户外活动的时间。如果不得不从事户外劳作时，则应该佩戴太阳眼镜、戴有帽檐的遮阳帽，或者撑遮阳伞等。一副理想的太阳眼镜至少能过滤90%的紫外线，要选择镜片颜色适当的太阳眼镜，例如淡茶色、淡绿色等，这类镜片颜色的太阳眼镜佩戴起来可以让眼睛觉得更加舒服，而灰色镜片的太阳眼镜不会改变外界事物的颜色，可以减少患者的判断误差。如果是需要接触紫外线的特殊工种，比如电焊等劳作，那么工作的时候则需要佩戴防护面罩或者特殊的护目镜等。

年轻人不要以为白内障离自己很远，是上了年纪的人才会得的病。若平日里不注意保护自己的眼睛，长时间接受户外烈日的照射，等到以后年纪大了得了白内障，才悔之晚矣。

第四节　香烟老酒要“拜拜”

那天早晨，刚查完前一天的白内障手术患者，医生就被一位老大爷悄悄拉到一边，他有点不好意思，问：“医生，我现在已经开好白内障了，那么出院以后可以不可以继续抽香烟呀？酒可以喝吗？”

白内障术后，要减少抽烟

一般患者在做完白内障手术之后，尽量在术后 3 个月内减少抽烟，因为香烟中含有大量的化学物质，比如尼古丁等有毒、有害物质。并且，抽烟的时候可能会有些香烟内的化学颗粒物质或者气溶胶进入眼睛，这些化学物质对刚刚做完手术的眼睛存在一定的伤害，它们会刺激眼睛的角膜上皮，影响恢复，并引起眼睛干涩不适，也会促使眼表结膜产生充血等症状。吸烟会产生一氧化碳，降低血液吸收氧气的能力，刺激人体内的 N 型胆碱受体兴奋，促进血管收缩等，这些都可能不利于白内障手术切口的愈合。

此外，吸烟容易引起患者咳嗽。由于白内障术后伤口尚未完全愈合、人工晶体位置尚未完全稳定，所以吸烟引起的咳嗽，会导致患者腹压突然增加，可能促使白内障的手术伤口崩裂、人工晶体位置发生偏移等情况。

白内障术后，要减少饮酒

同样的道理，白内障术后短期之内也不宜过度饮酒，酒中含有一定量的酒精，对人体有一定的刺激性，饮酒之后眼部球结膜的血管发生收缩，会导致球结膜充血、分泌物增多，增加患者白内障术后的眼表感染的概率，同时患者还可能会出现眼部有异物感、畏光等不适症状。

过度饮酒还可能会影响白内障术后伤口的恢复，甚至还可能会因为醉酒导致注意力和判断力降低，不慎跌倒撞伤造成头部或者眼部的外伤，引起白内障手术伤口崩裂、眼球内容物脱出、人工晶体位置发生偏移、视力下降等情况的发生。如果饮酒导致剧烈呕吐，还可能造成眼压增高等情况。

白内障患者平时尽量避免过度抽烟、喝酒

对于已经诊断为白内障尚未手术，或者已行一眼白内障手术，在等待做另一眼白内障手术的患者更要注意，过度吸烟饮酒还可能促发白内障、加重原有白内障的进展。

吸烟可以使人体内的自由基增多，而白内障形成原因之一就是由于人体内氧化反应产生的自由基作用于眼球内的晶状体，吸烟会引起白内障的发生与发展，影响患者的视力，导致视力下降、视物模糊。

美国哈佛大学医学院的研究人员发现，早期晶状体浑浊和吸烟量有内在的联系，中、重度吸烟人群发生晶状体浑浊的危险性依次增加。和那些从不吸烟的人相比，每天吸烟 20 支以上的人群患有白内障的可能性是不吸烟人群的 2 倍，并且吸烟量越大，患有白内障的可能性也就越大。

另外，亦有研究表明，酒精摄入量高与白内障的发生率高息息

相关，但是其中的具体机制尚不清楚，还需要医学研究人员的进一步研究。

已有的结果表明这可能是因为大量饮酒伴随暴饮暴食，生活极度不规律，这些不良习惯影响了人体的中枢系统以及自主神经系统，导致肝脏、胃肠道功能失调，打乱了消化系统对食物消化吸收和解毒的正常节律，导致胃肠道吸收不良、营养失衡，从而更加容易导致白内障的发生。也有研究表明，大量饮酒之后，酒精中的乙醇在人体内转化为乙醛，它会和晶状体蛋白发生反应，引起并加重白内障。

还有研究提示，饮酒会加速氧化作用，增加眼组织内活性氧、氧自由基，削弱抗氧化防御系统。当人体内的氧被还原的时候，可能由于获得电子数不同而形成多种不同的产物，这些产物如超氧化阴离子、羟自由基、过氧化氢等具有较强的氧化活性，这些活性氧可使晶状体蛋白损伤，导致晶状体浑浊，这可能是形成白内障的原因之一。

如果不得不饮酒，那么最好可以选择饮用少量红酒，因为红酒中具有抗氧化物质，可以在一定程度上对抗酒精对于人体眼球的损害。和饮用啤酒等相比，适度饮用红酒可以降低白内障的风险。当然如果能不饮酒，则是最好的。

长期过度吸烟酗酒不仅会促使眼部疾病的发生、发展，还有可能引发一系列全身性心脑血管疾病、呼吸系统疾病和消化系统疾病，例如冠心病、高血压、糖尿病、哮喘，甚至肿瘤等都有密切关联，这些疾病都将影响患者的生活质量。理想状态下，患者能够正好利用白内障手术这个时机，戒烟、戒酒，由此获得更健康的生活方式。

综上所述，白内障患者不论在手术前还是手术之后，都要尽量少吸烟饮酒。除了白内障之外，吸烟还可能导致眼部视网膜中央动脉血管阻塞、年龄相关性黄斑变性、青光眼、一过性眼压增高等眼部疾病。因此，想要拥有一双明亮的眼睛，就要趁早改掉这些不良的生活习惯。

第五节　恢复出厂设置了，然后呢

随着科学技术的发展，眼科显微手术设备的不断更新换代，白内障的手术方式也越来越多，现在临床上主要的白内障手术方式有以下几种：白内障超声乳化吸除手术、飞秒激光辅助白内障乳化吸除手术以及白内障囊外摘除手术。我们可以把白内障手术理解为，原来这个“照相机”的镜头糊掉了（得了白内障），“透明玻璃变成了磨砂玻璃”，现在需要做手术把原来糊掉的镜头去除，然后装一个新的透明镜头上去（植入人工晶体），这样我们的“照相机”又能重新拍照啦。

人工晶体可以装一辈子吗

植入一个度数适合、品质优良的人工晶体，对于患者术后的视力恢复起着重要的作用。人工晶体必须具备稳定性好、生物相容性好、光学物理性能优良、在眼内长期放置而不改变屈光力等性能。

目前临床上常用的人工晶体的制造材料多为高分子聚合材料，多为丙烯酸酯类材料。这类材料稳定性好、具有良好的光学物理性能和眼内组织相容性，很少产生免疫排斥反应，所以植入眼内之后一般不产生或者仅仅植入手术初期产生轻微的炎症性反应，早已经被证实为安全的。一般来说，大多数患者的人工晶体可以使用终生，不用像框架眼镜那样取出来清洗或者过几年更换一次。

部分患者如果遇到外伤，或者合并晶状体脱位、退行性病变，术后远期可能会发生人工晶体移位或者脱位等情况，就可能需要调位、取出或者更换人工晶体。还有一些情况发生时也需要经过慎重考虑后将人工晶体取出，例如人工晶体在制造或者消毒过程中操作不当，引起眼内感染；人工晶体大小不合适，引起眼部疼痛、虹膜或者角膜内皮组织出现明显损害；慢性葡萄膜炎久治不愈；人工晶体眼伴有不可控制的角膜大泡性病变；人工晶体眼伴有难以控制的青光眼和浅前房、伴有广泛的虹膜前粘连导致眼压增高；人工晶体眼伴有难以解释及控制的眼底黄斑囊样水肿；葡萄膜炎－青光眼－出血综合征。

在一些情况下，需要将原来的人工晶体取出，更换新的人工晶体，例如人工晶体屈光度数和实际需要极其不相符合，患者术后有不适症状，并且无法依靠佩戴框架眼镜或者角膜接触镜来矫正；人工晶体发生脱位或者半脱位引起眼内其他组织损伤；人工晶体表面有大量色素斑点覆盖，局部使用 Nd：YAG 激光治疗未能有效消除，并且视力因此受到较大影响；因眼底疾病需要行眼底玻璃体切割手术，原有的人工晶体妨碍眼底手术的术前检查以及术中操作。

人工晶体取出之后是否需要更换一个新的人工晶体再次植入取决于患者的临床症状是否可以得到改善。无论人工晶体是需要取出还是更换，都需要慎重决定。因为取出或者更换人工晶体的手术有一定的难度，术前要全面评估手术的利弊，及时和患者本人及家属沟通。

哪些情况不适合植入人工晶体

有少数患者不适合一期手术就植入人工晶体，例如晶状体囊袋不完整，无法支撑住人工晶体；严重外伤，有高度眼内感染可能；小角膜、小眼球、虹膜上已生长了新生血管；眼部先天异常；视网膜中央血管闭塞或者眼内肿瘤等可能不适合植入人工晶体，需要在术前谨慎评估。

没有糖尿病视网膜病变或者轻度非增殖性糖尿病视网膜病变的糖尿病患者需要进行白内障手术时，只要血糖控制稳定，就可以例行做白内障手术，并且也不影响人工晶体的植入以及后期的长期安全性考量。如果患者的一只眼睛之前已经发生过视网膜脱离，那么对侧眼发生视网膜脱离的概率大约为 25%。对于超高度近视患者，在进行了白内障摘除术后，即使不植入人工晶体，术后残留的屈光度数一般不会很高，因为无晶体眼相当于高度远视眼，这个度数可以和原先的高度近视度数相抵消。但是随着人工晶体植入技术的不断改良完善，研究显示，高度近视患者在植入人工晶体将有利于降低高度近视视网膜裂孔以及视网膜脱离的发生率。因此，只要高度近视患者手术眼的条件允许，植入人工晶体仍是有利的。

如果将来白内障术后患者因原先合并的眼底疾病发展，需要进一步行激光光凝或者玻璃体切割等其他手术治疗等，那么医生也会尽量保留原来的人工晶体，若原来的人工晶体影响后续眼底疾病的治疗，就不得不将它取出来了。当然，如果白内障术中没有同期植入人工晶体，那么术后就需要应用其他手段进行屈光状态的矫正，例如佩戴框架眼镜、角膜接触镜（俗称隐形眼镜）或通过准分子激光手术矫正。

做完人工晶体植入术后，患者仍要注意眼部护理，避免感染，不要长时间地看电脑、电视、手机等液晶屏，避免做剧烈运动，避免受外伤，洗头、洗澡时避免脏水流入术眼，注意劳逸结合。术后还要遵从医嘱，定期去医院进行术后复诊。一般术后第二天，医生要给手术患者进行术眼的换药和第一次术后检查，如果检查结果一切良好，那么之后将在术后一周时进行第二次术后复诊，在此之后如果条件允许，可以在术后一个月及三个月时进行复诊。一般认为白内障手术后完全恢复需要三个月左右的时间，届时如果复诊结果无异常，那么之后就可以不必复诊了。如果患者术后有特殊情况，那么复诊时间间隔就可能需要缩短，具体复诊时间则需要根据医生的安排来进行。

两只眼睛都得了白内障，可以同时做手术吗

一般患者得白内障都是双眼的，而两只眼睛需要分别进行白内障手术，间隔一个月左右的时间，待第一只眼的术后恢复得差不多了，再进行对侧眼的白内障手术，这样不会造成双眼手术之间的相互影响。

如果是高度或者超高度近视合并白内障的患者，在第一眼的白内障摘除手术之后，可能会因为和对侧尚未行白内障手术眼形成双

眼屈光度数相差过多，造成双眼屈光参差。这样的屈光参差会让患者使用双眼时非常不适、头晕眼花、走路一脚高一脚低，容易发生摔倒及撞伤。这类患者如果在医生专业评估下第一眼的术后恢复良好，那么第二眼的白内障手术可以相应地提前一点，缩短一点双眼白内障手术的间隔时间，让患者更快地获得双眼视功能，适时提高高度近视合并白内障患者的术后生活质量。

一般双眼的白内障手术需要植入的人工晶体大多为同一生产厂家生产的。有部分超高度近视患者，他们的人工晶体度数一般会非常小，常常不在常规度数之列，需要厂家特殊定制，因此可能会出现人工晶体特定度数缺乏的情况，不得不采用不同厂家的人工晶体。即使是不同厂家生产的人工晶体，也不必过于担心，因为目前能进入市场在临床上应用的人工晶体都是通过国家质量检验认证合格的，质量完全达到了标准要求。

近年来，我国科研技术水平的不断提高，我国自主研发生产的人工晶体已经和进口人工晶体质量相当，并且性价比更高。如果双眼植入的人工晶体都是单焦点的，那么不同厂家生产的单焦点人工晶体无多大区别。但是，如果双眼都需要植入可调节型人工晶体或者多焦点人工晶体，那么最好双眼植入的是同一厂家生产的人工晶体。如果需要植入不同厂家甚至不同功能的多焦点人工晶体，则需要术前和手术医生进行彻底的沟通商量，并进行全面的双眼视觉质量及双眼视功能的评估，谨慎选择后决定。

Extra Chapter 别 章

讲几个故事，看看眼健康应有的观念。

“观影”之后的“彩弹”来一波。

家属照护 孙女陪爷爷来看白内障

曾经在门诊遇到一位80多岁的老大爷，他第一次看病是他孙女陪着来的。其实一开始，老大爷的孙女在医院的互联网门诊上进行咨询，说她发现家里80多岁的爷爷走路一直会磕着碰着，在她再三追问下爷爷说自己看东西看不清有段时间了，然后她就带爷爷去其他医院看了医生，还上传了一大堆在其他医院看病就诊的检查报告。

经过我们医院详细地检查，老大爷被确诊为双眼年龄相关性白内障，后续也分别进行了双眼的白内障手术。老大爷的孙女一直陪护在她爷爷的身边，术后大爷恢复得非常好，他和他的孙女都高兴坏了。

以上只是芸芸众多的白内障患者家属中很典型的一位，从刚开始的发现问题、网络咨询、医院就诊、手术前检查、手术陪护、一直到后续术后护理、复诊等，都是这位细心、耐心的姑娘陪在老大爷身边，给老大爷解释病情，照料老大爷的生活起居。白内障作为我国目前致盲性眼病的首位，是一种发病率非常高的疾病。我们身边的长辈、家人、朋友说不定就会出现晶状体浑浊的情况，作为家属有以下几点需要注意。

1. 注意家人是否有白内障的一些症状表现

在日常生活中，要注意家人有没有经常抱怨“看东西模糊，看不清”，感觉眼前好像蒙了一层雾一样，尤其在光线暗的地方或者夜间，看东西变得更加费劲。老年人由于看不清，走路容易磕碰、跌倒等。有些白内障患者还会出现看东西发生眩光、星芒状或者束状光晕的现象；有些会出现看东西有叠影等单眼复视或多视的现象；有些还会出现视物颜色减退，或者看东西泛黄等。有些核性白内障的患者会出现原有的近视度数不断加深或老花眼度数反而减轻了等。也有一部分白内障患者会出现视野缺损，在强光背景下感觉更加明显。因此，如果出现了以上种种症状的时候就要引起重视了，有可能已经出现了晶状体的浑浊，甚至白内障已经进一步发展的情况。

2. 如何判断家人是否已经得了白内障

如果家人出现了白内障的一些症状，那最好及时带他们去正规医院的眼科进行全面、专业的检查，医生会根据检查结果综合判断患者是否得了白内障、白内障的严重程度、是不是合并其他影响视力的眼部疾病等。

切不可讳疾忌医，因为如果白内障延误了最佳的治疗时机，后续可能会引起眼部的其他并发症，如葡萄膜炎、继发性青光眼等。在陪伴家人就诊的过程中，最好把患者的全身疾病病史，如是否有糖尿病、高血压等慢性病，是否有过相应的头部或者眼部的外伤病史，还有是否做过眼部或者全身手术的手术史，以及患者长期服用的药物等相关病史告知医生，这些信息都有助于医生判断患者的病情。如果家属无法口述专业的药物名称、手术名称等信息，那么可以将服用的药物外包装、之前的就诊记录、出院小结等一起携带就医。

3. 家人得了白内障之后有哪些注意要点

如果家人不幸得了白内障，也不要太紧张、担心，因为白内障本身是一种慢性疾病。要先明确白内障目前处于哪个阶段，如果是早期白内障，那么可以通过改变原有的不良生活习惯来减缓白内障的进展，或者依靠配戴眼镜来提高患者的视力，暂时解决生活需求；如果已经是中晚期的白内障了，那么就要向医生咨询是否需要行白内障手术。

在整个就医过程中，患者与家属需要了解病情的详细情况，商议决定后，进行后续的治疗。

4. 白内障手术之前需要有哪些准备工作

如果患者的白内障需要手术，那么就要向医生咨询接下来需要做哪些术前检查。一般白内障的术前检查分为眼部检查以及全身检查。眼部检查常常包括但不限于视力检查、视功能检查、眼压、泪道冲洗、角膜地形图、眼前节照相、眼底照相、眼底光学相干断层扫描技术（OCT）检查、眼部A超及B超、眼部电生理检查等。全身检查包括但不限于血常规、凝血常规、生化常规、血液学的感染指标、心电图、血压等。患者及家属需要了解各项检查是否需要预约、是否需要空腹等。家属可提前提醒患者去医院做术前检查，如果可以，最好能陪同。

如果患者还患有糖尿病，那么手术前需要控制血糖稳定，或者去内分泌科就诊，内分泌科医生会根据患者的情况进一步指导控制血糖。同样道理，高血压患者在手术前也要维持血压稳定。如果是冠心病或者房颤患者，一般会长期服用抗凝药，就需要咨询心内科医生能否暂时停药或者更换其他药物。手术前家属可根据医嘱，提醒患者点术前眼药水。

由于术后短时间内患者洗澡、洗头不太方便，所以在手术前家属可以协同患者提前做好适当的洗漱工作。手术当天家属应陪同患者，并给予其鼓励和安抚。如果患者随身佩戴金银首饰或其他贵重物品，家属要提醒患者提前取下来代为保管。如果是需要进行全身麻醉的患者，术前根据医嘱禁食、禁水，若患者装有活动假牙，术前记得取下来。

5. 白内障手术之后有哪些护理要点

在出院时，要向医生咨询术后的用药医嘱，一般出院后患者需要滴几种眼药水，例如预防感染的、抑制炎症的、扩瞳孔的。家属要帮助患者记清每种眼药水的使用方法和使用时间，注意安排好时间间隔，不要任意增加或者减少滴眼药水的次数。

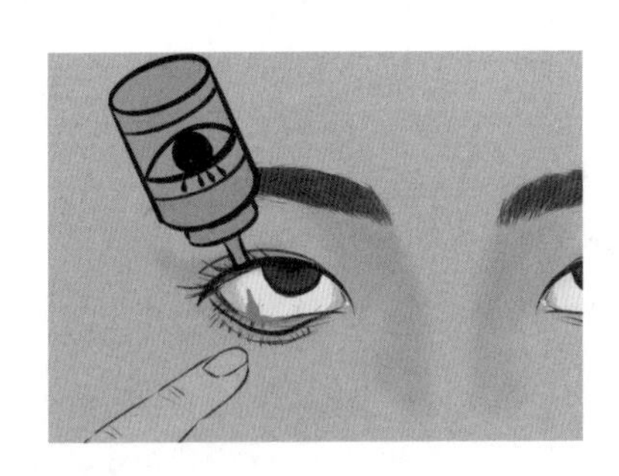

正确滴眼药水的方法是：首先，操作者洗干净双手，患者头部往后仰，轻轻把患者需要滴眼药水的眼睛下眼睑往下拉，使眼药水瓶口离眼部有一定距离，瓶口切勿接触眼球表面，滴入眼药水 1 ~ 2

滴，切勿按压上眼睑，然后患者轻轻闭眼休息 5 ~ 10 分钟。部分滴眼液使用前需要摇匀，两种滴眼液使用间隔至少 10 分钟。

患者必须要注意饮食卫生，保持和平时一样的进食量和进食习惯就可以了，不必要特意地增加营养补品之类的。要注意避免食用难以咀嚼的、比较硬质的食物，避免食用辛辣及会刺激肠胃的食物，避免吸烟、酗酒。患者的饮食宜清淡，蛋白质可以稍微丰富一些，要搭配一定量的蔬菜，不宜偏食，甜味的饮食不宜过多。优质蛋白质、锌、铁等微量元素以及 B 族维生素、维生素 C 等，都是伤口愈合的必要营养物质。患者要避免食用脂肪含量过高的食物、富含乳糖的乳制品和过多摄入调味料如盐、酱油、味精、鸡精、豆瓣酱等。

糖尿病患者在白内障手术后需要坚持控制糖类食品的摄入量，不能过度滋补、破坏原来的控糖饮食计划。

白内障手术结束之后，如果患者在术后初期短时间之内出现了怕光、觉得外界太亮、需要眯眼睛生活等情况，那么可以佩戴浅色的太阳眼镜来过渡、适应。在外界太阳直射的情况下可以尽量避免外出。白内障术后患者尽量在家里多休息，特别是年龄较大的患者，家属一定要照顾好患者的术后起居生活，防止外伤。另外，患者也尽量避免做一些剧烈运动。如果患者术前就有慢性咳嗽或者长期便秘的习惯，要及时采取改善措施，避免突发的剧烈咳嗽以及如厕时候的用力过猛。患者术后洗漱时要注意保持术眼干燥，不要用手揉搓眼睛，避免眼部的摩擦和碰撞。患者术后不宜搬动重物，待术后 3 个月之后伤口完全恢复稳定了再操持家务也不迟。如果患者不得不烧饭、做菜，采取必要防护措施很重要。

如果术眼受到外伤，或者其他原因导致的术眼红、肿、疼痛、分泌物增多、视力急剧下降等情况，需要尽快就医。有糖尿病、高血压、冠心病等慢性病的患者，术后可以正常服药，一些特殊的药物如抗凝药，可以咨询医生是否可以服用。术后短期内，患者应减少看电脑、电视、手机等视频终端，减少用眼。

6. 我们还能做些什么预防白内障的发生及进展

避免紫外线的直接照射，不要过度吸烟饮酒。平时切忌暴饮暴食、生活作息不规律，这些不良习惯会影响人体的中枢系统以及自主神经系统，导致肝脏、胃肠道功能失调，打乱了消化系统对食物消化吸收和解毒的正常节律，导致胃肠道吸收不良、营养失衡，从而更加容易导致白内障的发生。

患者情绪 我的世界暗淡无光

流行病学调查显示，世界上约有25%的人群患有不同程度的白内障，白内障已经成为全球范围内首要的致盲性原因。随着我国人口老龄化的日趋严重，白内障的发病率以及确诊率也在逐渐增加。研究报道显示，国内近500万盲人中，50%以上的致盲原因为年龄相关性白内障。到目前为止，手术是治疗白内障最有效、最彻底的方法。

但是，得病毕竟是得病，手术毕竟是手术，白内障患者在得病、围手术期以及手术之后的恢复期等都有明显的心理改变，甚至会产生一些不良情绪。如果患者身边的家属朋友能了解白内障患者的心理和情绪变化，就能更好地理解他们、支持他们、帮助他们，一起携手战胜病魔。

白内障患者的心理变化一般有以下几种。

1. 看东西模糊，失去对周围世界的感知，感觉孤单、焦虑，甚至抑郁

很多白内障患者为老年人群，这类患者常常合并多种慢性疾病，如高血压、糖尿病、高血脂、慢性阻塞性肺疾病等。老年人本身的生理功能减退（如听力减退、反应缓慢、行动迟缓、记忆力欠佳等），再加上全身其他器官的代偿储备功能下降，本来生活上已经和年轻时相比有所不便，其生理以及心理上已经比较脆弱了。如果再加上白内障带来的视力下降、视物模糊，会对他们的生活造成了极大困扰，如过马路的时候看不清红绿灯；熟人迎面走过来却看不清没有打招呼，被以为是装作没看到；远处的公交车看不清是几路，还没来得及上车就开走了。生活上的不便可能让患者感觉孤单、焦虑，更加排斥与他人的接触。

2. 眼睛看不清，但不承认、硬撑，怕给家人添麻烦

也有一部分患者自尊心比较强、不太喜欢麻烦别人。即使眼睛看不清，影响了日常生活起居，但就是不承认。特别是一些长辈，觉得去医院看病是一件非常麻烦的事情，子女还要请假陪着一起去，这样影响子女的工作和生活。也有部分白内障患者讳疾忌医，害怕去医院，害怕医生真的告诉他们得了白内障，自欺欺人、掩耳盗铃。他们觉得能拖多久就拖多久，但是最后白内障发展到晚期，造成了继发性青光眼、葡萄膜炎，甚至失明等。

3. 被诊断为白内障后害怕、紧张、焦虑

眼部手术与其他手术相比，往往更加容易引起患者本身不同程度的不安、焦虑、恐惧。也有部分患者会求医心切，在被诊断为白内障之后，他们会急切地希望进行白内障手术，以求早点恢复光明，但是他们同时又对眼部手术有种种顾虑，从而产生紧张、焦虑的状态。也有部分患者平时不去医院体检，结果在白内障手术的术前检查时发现其他疾病，如糖尿病、高血压等，特别是一些年龄较大的患者，平时对自己的身体状况不是非常了解，当医护人员告知其患有疾病时，会无法接受，出现缺乏自信、情绪低落的情况。

4. 对手术和预后的紧张、害怕、焦虑

患者对手术本身具有恐惧感，一部分患者还会担心万一手术不成功，会导致自己的生活不能自理，害怕给子女带来极大负担、害怕术后无人照顾、害怕承担不起高额的医疗费用。

研究显示，和对照组相比，白内障手术前更为焦虑的老年患者中受教育程＜12 年、无配偶、家庭人均收入＜2 000 元 / 月、无医疗保险、睡眠质量差、住院期间无子女陪护、全身慢性疾病种类＞3 种、有运动障碍、白内障手术前视力＜0.1 者所占比例显著增高，并且分析证实上述这些因素都为老年性白内障患者手术前焦虑障碍症发生的危险因素。分析可能的原因是受教育程度较低的老年患者往往对疾病的认知程度以及理解程度有限，更容易对手术产生疑虑；

而离异、丧偶的老年患者在医疗机构里更有无助感，对手术的效果更为悲观，但另一方面他们又对视力康复的期望值很高，矛盾的心理更加明显，并且无法及时发泄情绪，尤其当子女忙于工作无法完全照顾到患者的情绪问题时，他们的孤独感以及焦虑感就更强了；医疗费用、医保覆盖范围以及家庭的经济水平也毫无疑问是加重老年性白内障患者术前焦虑的重要因素。老年患者对于白内障手术有些共性的需求，他们大多希望在就诊的医院里由名望较高的医生为自己做手术，并希望手术能成功，希望在手术中能避免或者减轻疼痛、不要发生麻醉意外，并且希望家人能够给予一定的理解、关心和支持，医护人员能够给予精心的照顾和帮助。

当然，不同人群的需求也略有不同。由于知识层次、经济能力的不同，患者的需求也不同。比如经济能力欠佳的患者可能仅仅需要基本的医疗条件，他们往往除了疼痛之外最关心的是住院和手术费用的问题，而经济能力较强的患者则不仅要求最好的器械和药物，还可能要求条件良好的住院环境和设施，比如单人间病房等。知识层次比较高的老年患者除了可能要求有良好的治疗条件外，对各方面的硬件和软件条件也要求比较高，他们要求对自己的治疗和手术有较高的透明度，要了解更多有关手术方面的知识等。

5. 术后不敢用眼，什么都不敢做

有些患者由于围手术期间过分焦虑、害怕，即使白内障手术顺利完成、术后视力得到极好恢复，患者仍旧会担心术眼的恢复情况、是否能长期保持术后的良好视力等。他们可能会对术后医生的防止外伤、不要做剧烈运动的医嘱执行得有点矫枉过正了，有时甚至会出现患者白内障术后长期不敢睁眼看东西、不敢下床，只愿意长时间平躺在床上，甚至出现排斥进食以及如厕等正常生活活动，一旦有任何的眼部不适都会变得歇斯底里等极端现象。

6. 术后太过兴奋

由于部分白内障患者之前已经长期处于视物模糊状态，影响生活起居，经过白内障手术后患者的视力得到了大幅度提高，患者心情过于激动、兴奋，控制不住情绪，高声谈笑、手舞足蹈，这样不利于术后的休息以及伤口恢复。

7. 对术后效果的期待过高，一旦达不到便会陷入情绪低落状态

某些患者在白内障手术前有长期视力障碍，他们对于白内障手术期望值非常高，同时又对于白内障手术理解略微片面，认为只要白内障手术做好了，视力就能达到1.0，能和他们原来年轻的时候一样了。他们往往忽略了白内障术后视力的提高程度取决于多个方面，不仅取决于白内障的严重程度、手术的过程，更重要的是取决于患者的术眼是否可能伴有其他影响视力的眼部疾病，如眼底黄斑变性、糖尿病视网膜病变、高度近视眼底病变等。如果他们患有的白内障还合并了其他眼部疾病，那么白内障术后的视力提高程度往往没有其他眼部情况正常的患者那么多。术后第一天进行眼部检查，他们往往纠结于“为什么人家开好白内障视力能有1.0，我却没有？”钻入这样的“牛角尖”里往往会让患者情绪低落，不利于术后的眼部恢复。

针对以上所述的种种心理以及情绪变化，医护人员、患者的家属及亲朋好友尽量给予相应的理解、支持和帮助，这样才能有助于患者的生理恢复及心理状态的及时调整。

术前检查 开个白内障怎么要做那么多检查

如果觉得自己看东西越来越模糊、视力越来越差了，就要及时去正规医院眼科进行检查，排除白内障或者其他眼部疾病。

通常来说，眼科医生会首先详细询问症状以及其发展经过，如眼睛有什么样的不适症状；这样的症状大约是从什么时候开始的；是突发的还是逐渐发生的；除了看东西模糊，是不是还伴有其他症状（眼痛、眼胀、眼红等）；除了询问症状之外，医生还会询问一些相应的病史，如近期是否有过眼部或者头部的外伤；以前眼睛是否得过其他的疾病，如青光眼、葡萄膜炎等；眼睛是否做过手术；全身是否有其他慢性疾病，如高血压、糖尿病、高血脂等；全身疾病目前的控制情况如何，血糖、血压是否稳定等；是否长期服用某些药物（如类固醇皮质激素等）；是否已经去其他医院就诊过，如果是，那么是否已经做了一些眼科检查；检查的结果如何等。那么经过了症状和病史的询问，医生可以掌握许多有益于诊断的信息，并且对于疾病有个初步的了解。接下来，医生就会进行一些眼科专业检查，以诊断患者是否患有白内障以及白内障的严重程度。

一般来眼科就诊，患者需要做的第一项检查就是裸眼视力检查，即患者在不戴任何眼镜的状态下，检查眼睛分辨较远距离（一般为5米）的视力表上不同视标的准确性。目前，我国临床上大多采用的是国际标准E字视力表来进行成年人的远视力检查。之后会进行验光检查，也就是看患者戴上眼镜时视力最好能达到多少（即最佳矫正视力），同时也能初步估算一下眼睛的屈光状态。

如果需要的话，还会同时检查一下裸眼的和矫正的近视力情况，评估一下目前老花眼的情况。当出现晶状体浑浊、白内障时，患者的裸眼视力和矫正视力都会显著下降。

我们可以把裂隙灯显微镜检查中的裂隙灯设备理解为一个大型的眼科显微镜，它可以把眼睛放大，医生通过目镜可以直观地看到眼球，可以从前到后地检查眼部结构，包括最前面的眼睑皮肤、结膜、角膜、巩膜、前房、虹膜、晶状体，到后部的玻璃体。如果借助特殊的透镜，医生还能检查眼底视网膜、黄斑、视盘等结构。通过裂隙灯检查，医生就能直观地了解晶状体是否有浑浊、浑浊的范围及位置、是否患有白内障、白内障的严重程度，并且能够初步判断是否伴有其他的眼部病变。进行裂隙灯显微镜检查时，患者仅需要将头部置于裂隙灯的头托和下颌托上，然后根据医生的要求进行眼球的转动。

眼压检查就是通过专门的眼压计来测量患者眼球内部的压力情况。正常人群的眼压正常范围是10～21毫米汞柱，双眼眼压差值≤5毫米汞柱。一般情况下，眼压超过21毫米汞柱为高眼压，可能患有青光眼；低于6毫米汞柱为低眼压，可能出现眼底脉络膜脱离等情况。一般临床上，眼压检查使用的是非接触式眼压计，它的机制是利用一种可控的空气脉冲将患者的眼部角膜压平，通过微电脑计算出患者角膜表面反射的光线和根据压平此面积所需要的时间测出眼压计数。测量过程中，患者可能会觉得有一阵风吹到眼睛上，不由自主地闭起眼睛，这样会导致测量数据不准确，所以测量时患者应尽量睁大眼睛。如果患者无法配合进行非接触式眼压计检查，那么医生也会根据具体情况选择其他代替性检查方法，如指压法、压平式或者压陷式眼压计。

眼底检查即医生可以通过直接检眼镜、间接检眼镜或者裂隙灯显微镜配置前置镜或三面镜来观察眼底的玻璃体、视网膜、黄斑、视盘等组织结构。它们的工作机制是借助检眼镜或者裂隙灯上的光源照射到眼底，又从眼底视网膜上反射出来被医生观察到。

检查的时候如果有需要，医生会根据患者的情况散大瞳孔，以便检查周围视网膜组织。一般用于扩大瞳孔的滴眼液都是短效扩瞳剂，如托吡卡胺等，这些短效扩瞳剂的药效一般持续 4 ~ 6 个小时，在此期间，患者可能会出现畏光、视物模糊等不适症状，这些症状都是正常的，也是暂时的。等待药效过了之后，瞳孔就能自行恢复到之前的状态，患者的不适症状也就自然消失了。这类短效扩瞳滴眼液的不良反应非常小，因此患者不必过于担心。如果患者的眼部屈光介质出现其他问题，影响医生的眼底检查，那么医生可能需要借助其他眼部辅助检查设备来进一步明确诊断。

如果除了白内障，医生怀疑患者可能还伴有其他影响视力的眼部疾病，那么就需要进行其他眼科辅助检查，以帮助鉴别诊断，如眼部超声波检查、中心视野检查、光学相干断层扫描检查等。

经过以上这些检查，医生对患者是否患有白内障、白内障的严重程度、是否伴有其他眼部疾病等有了初步的诊断。如果患者确诊为有临床意义的白内障，并且患者以及家属都有意行白内障手术来提高视力，那么接下来医生会根据患者的眼部以及全身情况开展相关的术前检查。白内障手术的术前检查一般包括眼部的检查和全身检查。

在白内障手术之前，医生常常要排除患者除了白内障之外还有没有其他引起视力下降的眼部疾病的可能性。但是有时候，由于患者的白内障比较严重，在用检眼镜或者裂隙灯检查时，光线无法透过浑浊区域对眼底进行检查，影响了医生对于患者是否还伴有眼底疾病的判断，所以就需要借助其他眼部辅助检查手段，如眼部超声波检查等。如果在白内障手术前没有完善检查，贸然进行手术，那么不仅仅可能导致白内障手术效果不理想，更有可能加重原来的眼底疾病，造成更加严重的影响。眼部检查的主要目的是发现及排除患者除了白内障之外患有其他眼部疾病的可能性，从而选择最佳的手术时机和方案。眼部的术前检查有以下几种。

1. 眼部超声波检查

超声检查是利用超声波的声能反射波形图反映人体结构以及病理变化的物理诊断技术。眼部超声波检查的适应证为眼部活体组织生物测量、眼屈光介质浑浊时眼内探测、眶内及眼内占位性病变、眼球萎缩、视网膜脱离、脉络膜脱离、眼外伤、眼内异物、超声引导下活体组织检查及局部用药等。

眼科超声检查多采用 10 ~ 20 兆赫的超声波进行检查，A 型超声波检查（简称 A 超）主要是为了检测患者术眼的眼轴长度，再根据一定的计算公式推算出白内障术中需要植入的人工晶体的度数。由于其检查时会直接接触患者的角膜，检查之前医生会给患者点局部表面麻醉滴眼液，所以 A 超做完之后患者在短时间之内不要用手揉眼睛或者用力挤压眼睛，以免损伤眼表组织。B 型超声波检查（简称 B 超）可以检查患者是否有眼底玻璃体积血、视网膜脱离、脉络膜脱离、眼内异物、眼内占位性病变以及其他眼眶内的病变等。检查时患者轻轻闭上眼睛，医生会在眼睑皮肤上涂抹少量耦合剂。耦合剂是为了能更好地帮助 B 超显像，超声探头不会直接接触患者眼球。检查完毕后患者只需轻轻擦拭掉眼睑皮肤上的耦合剂即可，整个检查过程都是无创的、安全的。

2. 光学相干断层扫描检查

光学相干断层扫描检查是眼科比较常规的检查，也叫 OCT 检查，是利用眼睛中不同组织对光线的反应不同，对眼透光组织做断层成像，从而进行疾病的诊断。这种检查分辨率高、成像速度快，主要对眼底检查并记录，如黄斑水肿、黄斑裂孔、黄斑劈裂、黄斑前膜或者黄斑区神经上皮层以及色素上皮层脱离，也可以通过对视神经纤维层的厚度进行定量的分析，明确有没有视神经受损的表现，从而协助用于青光眼的诊断。检查时，患者只需坐在OCT检查设备前，头置于下颌托上，眼睛盯着设备里的固视视标即可，该项检查也是无创、无接触的。

3. 眼前节照相检查

眼前节照相检查主要适用于拍摄眼球表面及前段异常，如结膜、角膜、巩膜、虹膜、前房、瞳孔及晶状体等。该项检查主要用于协助诊断白内障，并且能通过定期进行该项检查来记录白内障的发展情况。一般建议散瞳后进行该项检查，可以对晶状体的浑浊位置、范围、严重程度等方面有更为全面的认识。检查时患者取坐位，将下颌部及前额紧靠于固定架上，眼睛盯着设备里的固定视标即可，该项检查也是无创、无接触的。

4. 眼底照相检查

眼底照相检查主要适用于拍摄眼底玻璃体、视网膜、黄斑、视盘、眼底血管等结构。该项检查主要用于协助判断患者除了白内障之外，是否伴有其他影响其视力以及白内障术后效果的眼底疾病。检查时患者取坐位，将下颌部及前额紧靠于固定架上，眼睛盯着设备里的固定视标即可，该项检查时间短暂、无创、无接触。

5. 角膜地形图检查

角膜地形图检查主要通过计算机辅助检查患者的角膜形态，由角膜前后表面的地形图来判断患者的角膜曲率变化特点、散光情况、角膜厚度、角膜规则性等，并协助提前发现患者角膜是否存在圆锥角膜的可能性。

角膜地形图就像军事地形图一样，采用颜色的深浅来表示角膜的陡平，在白内障手术前用来检测患者散光的度数及轴向，可以用来指导白内障手术切口的位置以减少手术诱发的术源性角膜散光、协助判断患者是否适合植入散光矫正型人工晶体，以及白内障术后随访角膜散光情况。检查时患者取坐位，将下颌部及前额紧靠于固定架上，睁大眼睛盯着设备里的固定视标即可，该项检查时间短暂、无创、无接触。

6. 角膜内皮镜检查

角膜内皮镜检查是利用光线照在透明屈光构件的界面上，于角膜内皮和房水界面之间的细胞间隙发生反射，从而形成暗线，显示角膜内皮细胞的六边形外观。通过角膜内皮镜检查可以对患者角膜内皮细胞进行密度计数、形态学观察、数据处理和分析、评估角膜功能，从而选择对患者更为安全有效的手术方式、避免不必要的手术并发症的发生。

正常人 30 岁前，平均细胞密度为 3 000 ~ 4 000 个 / 平方毫米，50 岁左右为 2 600 ~ 2 800 个 / 平方毫米，大于 69 岁为 2 150 ~ 2 400 个 / 平方毫米，一旦角膜内皮细胞密度低于维持内皮细胞生理功能的最低密度（一般为 400 ~ 700 个 / 平方毫米），角膜将出现病理性改变。如果角膜内皮细胞数过低，可能导致白内障术后角膜内皮细胞数量进一步下降、从而形成角膜水肿，甚至是大泡性角膜病变，患者术后可能会出现眼睛痛、畏光、流泪、视力下降等症状，如果最终导致失明的话，后期可能需要进行角膜移植手术或者眼球摘除手术等治疗。因此，如果患者手术眼的角膜内皮细胞数目减少至小于 1 000 个 / 平方毫米时，将会成为白内障手术的相对禁忌证。

该项检查分为接触式和非接触式的，目前临床上大多使用非接触式的设备，检查时患者取坐位，将下颌部及前额紧靠于固定架上，睁大眼睛盯着设备里的固定视标即可，该项检查时间短暂、无创。

7. 泪道检查

泪道也可比作眼睛的"下水道"，是泪腺产生泪液的排出通道，其下端开口于鼻腔的下鼻道处，正常情况下眼表的部分泪液通过泪道流出。如果患者有慢性鼻炎、鼻窦炎、鼻甲肥大、鼻中隔扭曲、沙眼等疾病，可能会引起泪道的阻塞，导致泪液不能顺利流出，滞留于泪囊部。

白内障手术之前要进行常规泪道检查，主要是为了检查泪道是否通畅、是否有炎症、是否有脓性分泌物等。白内障手术的切口一般位于透明角膜上，虽然切口很小，但是仍会使眼内外交通。如果泪道有阻塞、有炎症，或者有脓性分泌物，泪道局部就会有很大可能存在潜伏的细菌和病毒，那么白内障术后患者发生眼内感染的概率就大大增加了，并且这类眼内炎一般较难控制，即使控制住了之后也会产生难以挽回的视力损害，甚至于失明。如果出现泪道阻塞、有脓性分泌物等情况，则需要先使用药物控制炎症，必要时进行泪囊摘除手术或者鼻泪囊吻合手术来解决泪道阻塞的问题。

检查时，患者取坐位或者卧位，医生将探针轻轻插入泪小点后缓缓注入生理盐水。如果患者的泪道通畅，那么注水后患者口腔内会有少量液体流下来；如果患者的泪道堵塞或者有炎症，那么患者口中就不会有水流下来，并且可能出现生理盐水从泪道其他解剖结构中流出，或者伴有脓性分泌物流出。

8. 视觉电生理检查

视觉电生理检查是指外界物体在视网膜成像经光电转换，以神经冲动的生物电形式经由视路传导到视皮层，形成视觉。视觉电生理检查通过视觉系统的生物电活动检测视觉功能，可以分层定位从视网膜一直到大脑视觉中枢的病变部位。应用不同的刺激条件，可对视网膜病变进行局部定位，选用高强度的刺激光可以克服包括白内障在内的影响因素，测定患者手术眼的视觉功能，以帮助预测患者术后的视力恢复情况，对患者在白内障术前的视觉神经功能以及术后的效果有个初步的评估。视觉电生理检查一般包括视网膜电图（简称 ERG）、眼电图（简称 EOG）以及视觉诱发电位（简称 VEP），它是一种无创性的客观性检查方法。检查时，一般医生会给患者的检查眼点表面麻醉滴眼液，因为需要在患者眼表置入接触电极，这个过程可能会稍有不适。检查之后患者切忌用手揉眼或者挤压眼睛。

白内障术前进行全身检查主要是为了了解患者的全身状况，如有无高血压、糖尿病、传染病及其病情程度、心肺功能等情况，以判断患者是否能耐受手术。

一般诊断白内障只需要检查眼部结构就可以了，不需要进行血液学检查，但是如果医生怀疑患者白内障的发生和其他全身性疾病有关时，就可能需要做一些血液学检查。如怀疑有糖尿病白内障的患者就要进行空腹以及餐后的血糖、糖化血红蛋白的检查。另一方面，如果患者已经确诊了白内障要准备手术，那么手术前也会要求患者行血液学检查。一般的术前血液学检查包括但不限于血常规、凝血功能、肝功能、肾功能、血糖、感染指标等。这些检查主要是为了对患者的全身情况进行评估，如果患者的凝血、肝肾功能，或者血糖未达标，就比较容易引起一些手术并发症，如术中、术后的眼内出血水肿或伤口愈合延迟等。如果血液学检查有任何临床意义的异常，那么医生会根据患者的检查结果请相应科室的医生进行专科会诊，评估患者的全身情况，提高手术安全性。如果患者需要先治疗全身性疾病，那么可以将白内障手术暂行延后，待患者全身情况稳定后再行白内障手术。如长期有糖尿病的患者，建议在白内障手术前将血糖尽量控制在“好”的范围，尽量不要处于“稍差”及“差”的水平（见下表）。

血糖指标范围

	好	稍差	差
空腹血糖	＜6.4 毫摩／升	7.8 毫摩／升	＞7.8 毫摩／升
餐后 2 小时血糖	＜7.8 毫摩／升	≤11.1 毫摩／升	＞11.1 毫摩／升
糖化血红蛋白	＜6%	≤8%	＞8%

血压检查亦是最基本的白内障术前全身检查，主要为了了解患者全身血压情况，协助医生判断其是否能耐受手术。如患者的血压过高或者过低，都需要请心内科医生会诊，协助调整血压，减少白内障手术中及术后眼内出血的风险。如果患者有长期高血压，建议在白内障术前将血压尽量控制在 160/90 毫米汞柱以下，且不伴有全身严重的心、肺、肾功能不全。

在进行白内障手术前，医生会要求患者行心电图检查，以判断患者的心脏功能是否能够耐受手术。如果心电图检查有任何临床意义的异常，那么医生会嘱咐患者先请心内科医生根据患者的检查结果进行专科会诊，评估患者的全身情况。如果患者需要先治疗心脏疾病，那可以将白内障手术暂行延后，待患者心脏情况稳定后再行白内障手术。

其他检查如胸部CT或者X线片，根据患者的既往病史，按需进行。如有老年性慢性支气管炎、肺心病等肺部疾病的患者已经确诊了白内障要准备手术，那么手术前就会要求患者行胸部CT或者X线片检查，用以判断患者的肺部功能是否能够耐受手术。如果这些检查有任何临床意义的异常，那么医生会先请相应科室的医生根据患者的检查结果进行专科会诊，评估患者的全身情况。如果需要先治疗全身疾病，那么可以将白内障手术暂行延后，待全身情况稳定后再行白内障手术。

有老年性慢性支气管炎或者哮喘的患者可以选择在气候稍微温暖的季节行白内障手术，手术前可告知医生相关病史，医生会酌情给予术中的吸氧治疗。如有心脑血管意外病史（如腔隙性或者小面积脑梗）的患者，一般建议内科治疗康复半年后再行白内障手术。如果脑梗面积较大或者出血性脑血管意外的患者，建议最好待原发性疾病稳定至少一年后再考虑行白内障手术。如果是心脏支架植入术后的患者，建议待术后休养半年以上再手术。如果平时长期服用抗凝类药物，如阿司匹林、华法林、氯吡格雷等，需根据药物的具体种类酌情评估。